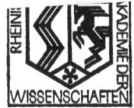

Rheinisch-Westfälische Akademie der Wissenschaften

Natur-, Ingenieur- und Wirtschaftswissenschaften   Vorträge · N 372

Herausgegeben von der
Rheinisch-Westfälischen Akademie der Wissenschaften

JÁNOS SZENTÁGOTHAI

Modulare Organisation nervöser Zentralorgane,
vor allem der Hirnrinde

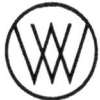

Springer Fachmedien Wiesbaden GmbH

344. Sitzung am 4. November 1987 in Düsseldorf

CIP-Titelaufnahme der Deutschen Bibliothek

Szentágothai, János:
Modulare Organisation nervöser Zentralorgane, vor allem der Hirnrinde/
János Szentágothai. – Opladen: Westdt. Verl., 1989

(Vorträge / Rheinisch-Westfälische Akademie der Wissenschaften: Natur-,
Ingenieur- und Wirtschaftswissenschaften; N 372)

NE: Rheinisch-Westfälische Akademie der Wissenschaften (Düsseldorf): Vorträge/
Natur-, Ingenieur- und Wirtschaftswissenschaften

Der Westdeutsche Verlag ist ein Unternehmen der Verlagsgruppe Bertelsmann International.

© Springer Fachmedien Wiesbaden 1989
Ursprünglich erschienen bei Westdeutscher Verlag GmbH Opladen 1989.
Herstellung: Westdeutscher Verlag

ISSN 0066-5754
ISBN 978-3-531-08372-8   ISBN 978-3-663-14361-1 (eBook)
DOI 10.1007/978-3-663-14361-1

Inhalt

János Szentágothai, Budapest
Modulare Organisation nervöser Zentralorgane,
vor allem der Hirnrinde 7

Diskussionsbeiträge
    Professor Dr. rer. nat. *Eckart Kneller;* Professor Dr. med. *János Szentágothai;* Professor Dr. med. *Ekkehard Grundmann;* Professor Dr. med. *Ludwig E. Feinendegen;* Professor Dr. med. *J. Michael Schröder;* Professor Dr. Med. *Benno Hess;* Professor Dr. rer. nat. *Ulrich Thurm* 27

Die nervösen Zentralorgane der Wirbeltiere gehen ohne Ausnahme aus einem früheren Gebilde des äußeren Keimblatts, dem Neuralrohr, hervor. Das Neuralrohr ist ursprünglich ein Rohr, geformt aus einem einschichtigen hochzylindrischen, mehrzeiligen Epithel. Die Zellkerne haben nämlich nur in mehreren übereinanderliegenden Zeilen (Schichten) Platz, obwohl sich alle Epithelien von der inneren Oberfläche des Rohres bis zu äußeren durchziehen und – wenigstens während der frühen Entwicklungsphasen – mit je einem kleinen Teil ihrer Oberfläche sowohl an der inneren als auch der äußeren Fläche des Rohres verankert sind. Die Zellkerne bewegen sich zum Teil zyklisch zwischen der Nähe der inneren Rohroberfläche bis etwa zur Mitte der Rohrwand. Eigentümlicherweise treten die Zellen nur dann in eine Zellteilungsphase, wenn ihre Kerne relativ nahe an der inneren Oberfläche des Neuralrohres liegen. Deshalb nennt man die innere Zone des Neuralrohres die *germinative Zone,* wogegen die allgemein kernfreie äußere Schicht des Medullarrohrs als Mantelzone benannt wird. Nach Markierung der Zellteilungen mittels in diesem Stadium aufgenommener radioaktiver Nucleotide können mit Hilfe genauer Zeitbestimmung der Markierung die Geburtsdaten der verschiedenen Zellen bestimmt und ihr weiteres Schicksal im Laufe der Entwicklung mittels mikroskopischer Autoradiographie verfolgt werden. Im Laufe der letzten etwa 25 Jahre hat sich für die Frühentwicklung sämtlicher Nervenzentren der verschiedensten Wirbeltierarten ein umfangreiches Tatsachenmaterial angesammelt. Die relativ neuere Entwicklung moderner immunzytologischer Methoden ermöglichte es später, schon in sehr frühen Stadien zwei verschiedene Zell-Linien, nämlich echte Nervenzellen hervorbringende *Neuroblasten* und die gliöse Zellelemente hervorbringenden *Glioblasten,* auf Grund eines für die letzteren charakteristischen sauren Eiweiß-Stoffes schon lange vor dem Zeitpunkt zu unterscheiden, in dem die verschiedenen Zell-Linien auf Grund anderer Merkmale voneinander getrennt werden könnten. Dies ermöglichte P. RAKIC (1982), den Grundmechanismus aufzuklären, mittels welchem die in der germinativen (innersten) Zone des Neuralrohres durch fortgesetzte Zellteilungen sukzessiv entstehende spätere Zellgenerationen – unter gleichzeitig beginnender Differentation ihrer Struktur – langsam in die äußeren Zonen des Neuralrohres auswandern. Das wesentliche an diesem Mechanismus ist, daß eine frühe Sorte der Glioblasten, die sogenannte *Radiärglia,* ein Gerüst von die innere Oberfläche des Neuralrohres mit der äußeren verbindenden streng radial geordneten faserförmigen Zellen zustandebringen. Entlang der Fasern dieses Gerüstes wandern vor allem die Neuroblasten – etwa wie junge Weinbergschnecken an einem Grashalm hochkriechen – in die äußere Mantelzone aus. Dieses radiale Gerüst bleibt bis in spätere Entwicklungsphasen des Neuralrohrs dadurch erhalten, daß der kernhaltige Teil der Radiärgliazellen an der inneren Oberfläche des Neuralrohres verankert bleibt und das äußere Ende der nun schon auf einem dünnen Faden ausgezogenen Zelle ihre Verankerung an der äußeren Oberfläche des Neuralrohrs beibehält. Trotz durch lokal verschiedene Frequenz der Zellteilung und anderer auf das Neuralrohr einwirkender – z. T. äußerer – Faktoren verursachten, oft recht radikalen Verformung des Neuralrohrs: Stauchungen, Ausbuchtungen, Einstülpungen, extreme Verdickungen der Neuralrohrwand an gewissen, relative Verdünnung der Wand an anderen Stellen, bleibt dieses radiale Gerüst lange erhalten, so daß die ursprünglichen Nachbarschaftsbeziehungen jedes beliebigen Punktes im frühen Neuralrohr trotz dieser Verformungen im wesentlichen bis in spätere Entwicklungsphasen erhalten bleiben. Diese grundlegenden Tatsachen wurden durch P. RAKIC (1982) durch sehr gründliche Forschungen erarbeitet und mittels ungemein übersichtlicher und auch ästhetisch reizvoller Diagramme illustriert.

Bei dieser in aufeinander folgenden Schüben vor sich gehenden Auswanderung von in der germinativen Zone entstandenen Neuroblasten in die äußere Mantelzone fällt sogleich eine eigentümliche und auf den ersten Blick als paradox anmutende Regelmäßigkeit auf: Wider logische Erwartung bleiben die am frühesten ausgewanderten Neuroblasten immer in der tiefsten Zone der Mantelschicht stecken, und später auswandernde neue Generationen von Neuroblasten müssen sich zwischen den vorher ausgewanderten Neuroblasten „durchschlängeln", um sich dann in der nächstäußeren Zone ihrer Vorgänger anzusiedeln. Da dasselbe für alle späteren Zellgenerationen gilt, sind es immer die jüngsten Zellen, die die äußere Schicht der oft mehrschichtigen Zentralorgane bilden, und die älteren Zellen sind in der Reihenfolge ihres wachsenden Alters sukzessiv nach der Tiefe gestaffelt.

Derselbe Entwicklungsvorgang spielt sich, mit gewissen Abwandlungen, in allen Teilen des Neuralrohres ab: Vom Rückenmark beginnend, wo die ursprüngliche Anlage des Zentralnervensystems – im Ganzen gesehen – weitgehend erhalten bleibt, über den unteren Hirnstamm (verlängertes Mark, Brücke, Mittelhirn), dessen Bauplan die frühen Anlageprinzipien auch noch weitgehend aufrechterhält, im gewissen Sinne auch noch bis ins Zwischenhirn, vor allem in dessen Ventralteil, den sogenannten Hypothalamus, bleiben die Abweichungen vom ursprünglichen Bauplan verhältnismäßig unbedeutend. Dagegen sind die Entwicklungsvorgänge in der Kleinhirnanlage, im Dorsalteil des Zwischenhirnes und im Endhirn – von dem sich auch unser wesentlichstes Zentralorgan, die Hirnrinde ableitet – durch sekundäre Verformungen der Originalanlage so radikal verändert, daß es einer eingehenden Kenntnis aller Entwicklungsvorgänge bedarf, um über alle Abwandlungen den Originalplan noch wiederzuerkennen. In der Anlage des Kleinhirns, des verlängerten Marks und in den Basalteilen des Vorderhirns gesellen sich zum beschriebenen Grundmechanismus noch sekundäre Überwanderungen der Zentralanlage (oder auch Einbrüche in die schon weitgehend fortgebildeten Originalstrukturen) durch sich schnell vermehrende Zellmassen – der sogenannten „äußeren Granularschichten" – hinzu. Die dadurch verursachten scheinbar sehr radikalen Abänderungen des geschilderten Grund-Bauplanes fügen sich jedoch so harmonisch und ordnen sich im Laufe der späteren Gewebsentwicklung so weitgehend in den Urplan ein, daß dies den Gesamtverlauf der Entwicklung wohl tiefgreifend beeinflußt, der Grundmechanismus jedoch in den wesentlichsten Zügen doch beibehalten ist. Es wäre eine durchaus lohnende und reizvolle Aufgabe, diesen Mechanismen einzeln nachzugehen. Um die Zuhörer nicht weiter mit für unsere gegenwärtige Fragestellung untergeordneten Einzelheiten zu überfordern, müssen wir uns im weiteren darauf beschränken, unser eigentliches Paradigma, die Großhirnrinde, näher unter die Lupe zu nehmen.

Diese etwas weitläufige Einleitung war trotzdem nötig, um auch dem Nichtfachmann wenigstens das Gefühl oder eine Ahnung darüber zu vermitteln, daß es der beschriebene Grundmechanismus ist, durch den jeweils alles, was wir an Struktur im Einzelnen und Architektur im Ganzen an einem Teil der Hirnwand sehen – die ja doch letzten Endes nichts anderes ist als eine durch lokale Verdickungen, Krümmungen und Stauchungen verformte Rohrwand –, immer nur eine direkte Folge dessen ist, was sich ursprünglich in Zellvermehrungen in der inneren Zone des frühen Neuralrohres abspielte. Was wir in der später mächtig verdickten Hirnwand in mehrschichtigen, nach der Tiefe gestaffelten Zellmassen sehen, ist im Grunde nichts anderes, als eine Entfaltung – in der radiären Richtung – einer ursprünglich auf die innere Oberfläche des Neuralrohres vorgezeichneten „Landkarte". Die Verwandlungen im Laufe der Entwicklung der Zentralorgane sind also nichts anderes, als was die Topologie (in der Mathematik beginnend mit den grundlegenden Erkenntnissen von HENRI POINCARÉ) in ihren Prinzipien schon längst erkannt hat, bevor noch irgendjemand daran denken konnte, daß diese abstrakten Gedanken (Prinzipien) durch die Natur schon seit -zig, wenn nicht hunderten von Millionen Jahren in die Realität der Entwicklungsvorgänge umgesetzt wurden. Diese ganz elementare Transformation ist nichts anderes als jene eines ursprünglich zweidimensionalen Musters (nämlich jenes in der germinativen Zone des Neuralrohrs) in ein ähnliches räumliches (dreidimensionales) Muster

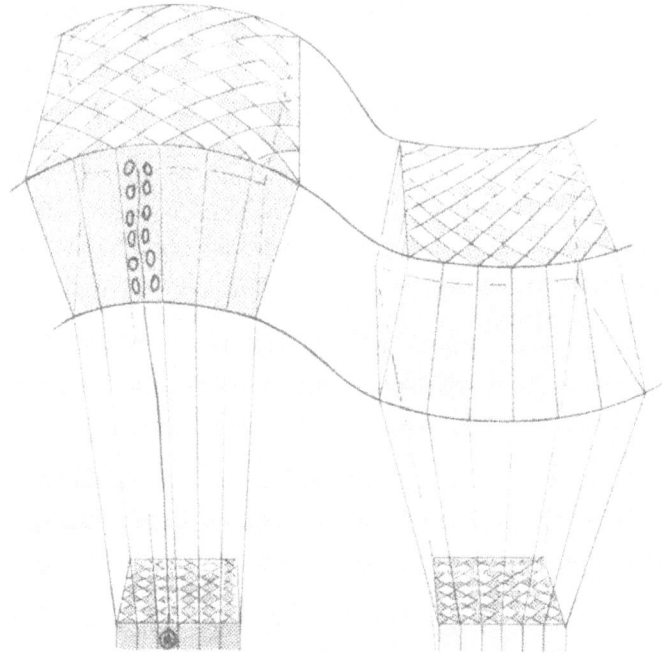

Abb. 1: Das Prinzip der Transformation eines (im wesentlichen nur eine Zellschicht dicken) hier schachbrettartig dargestellten Musters in ein ähnliches – die Nachbarschaftsbeziehungen beibehaltendes – Muster von viereckigen stumpfen (viele Zellen enthaltenden) Pyramiden an den späteren Konvexitaten (Windungen; links) und Konkavitaten (Furchen, rechts) der Hirnrinde. Nach Untersuchungen und schematischen Darstellungen von P. Rakic (leicht umgezeichnet).

durch eine weitgehende Vermehrung der Gewebsmasse. Dies ist natürlich für die Topologie ein fast trivialer Grenzfall, indem die ganze Transformation nichts anderes ist als eine einfache Zugabe der dritten Dimension in senkrechter (genauer gesagt wegen der Krümmung der Hirnwand radiärer) Richtung zum ursprünglichen zweidimensionalen Muster. Es darf uns also nicht wundern, wenn das, was wir als Architektur in allen Zentralorganen sehen, letzten Endes nichts anderes ist als dasselbe Muster in radiär angeordneten stumpfen Pyramiden der äußeren Wand des Zentralorgans. Abb. 1 illustriert diese Transformation eines einfachen schachbrettartigen Musters in ein dreidimensionales Muster von ähnlich angeordneten viereckigen stumpfen Pyramiden, deren breitere Basen jeweils nach der Krümmung der äußeren Hirnoberfläche, bei Convexitäten auswärts, bei Concavitäten (in den Sulci) innenwärts liegen. – Es darf uns also nicht wundern, wenn sämtliche Zentralorgane, im scharfen Gegensatz zu ihrer scheinbar tangential geschichteten Struktur, bei genauerer strukturell-funktioneller Analyse sich

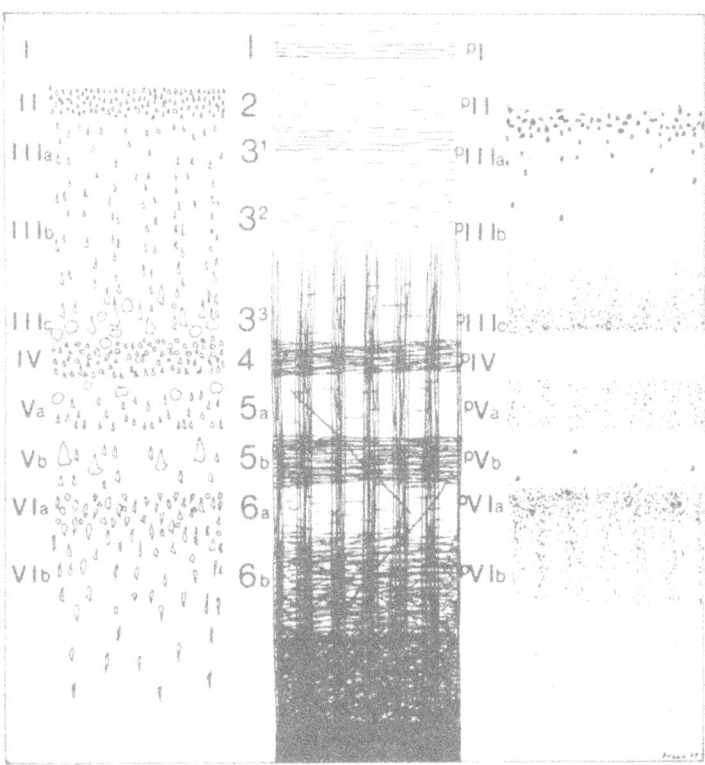

Abb. 2: Der mikroskopische Bau der Großhirnrinde (verallgemeinertes Bild unter Vernachlässigung der lokalen Unterschiede). Die linke Spalte zeigt das Zellbild (Zytoarchitektonik), die mittlere das Markscheiden-Faserbild (Myeloarchitektonik), die rechte das Bild gewisser fettartiger Substanzen (Pigmentarchitektonik). Die Schichten- (Unterschichten)einteilung jeweils links vom Bild angedeutet; der Schnitt ist senkrecht durch die Hirnrinde geführt. Nach BRAAK (1984).

als ein System von vertikal (in Wirklichkeit radial) angeordneten Einheiten repetitiver Architektur entpuppen. Diese repetitiven Einheiten wurden in der Hirnrinde zuerst durch physiologische Studien von MOUNTCASTLE (1957) in der Körperfühlregion, und bald von HUBEL und WIESEL (1959) auch in der Sehrinde als der sogenannte „kolumnäre Bau" der Rinde erkannt. Diese radiär orientierten Einheiten – geometrisch idealisiert eigentlich sechseckige stumpfe Pyramiden (oder gelegentlich, bei flacher Hirnoberfläche, sechseckige Balken [Prismen]) – wurden schon seit dem Ende der 1960er Jahre (SZENTÁGOTHAI, 1967, 1969) mit der inneren Verschaltung der Hirnrinde identifiziert. Für den konkreten anatomischen Beweis brauchte es jedoch noch ein weiteres Jahrzehnt (GOLDMAN und NAUTA, 1977), bis die direkte histologische Darstellung der sogenannten cortico-corticalen Kolumnen gelang.

Von alldem sieht man in einem einfachen histologischen Präparat der Großhirnrinde praktisch nichts. Was man sozusagen auf den ersten Blick erkennt, sind sechs mit der Oberfläche parallele Schichten von Zellen, die man auf Grund der Größe, oder Größenverteilung, Dichte und Form der Zellen mehr oder minder erkennen und voneinander unterscheiden kann. Abb. 2 von H. Braak (1984) versucht den allgemeinen histologischen Bau der Hirnrinde – unter willkürlicher Vernachlässigung der regionalen Unterschiede – stark schematisiert darzustellen. Die erste Bildsäule von links vermittelt einen Eindruck vom Zellbild (dem Fachausdruck nach Zytoarchitektonik), wie man es in einem traditionellen Verfahren mittels Färbung mit einem basischen Anilinfarbstoff (Methylenblau, Thionin- oder Kresylviolett) vorfindet. In der Zeichnung sind lediglich die gut sichtbaren Konturen der Zellkörper nachgezeichnet. Die Schichtung ist jeweils links von der Zeichnung bei dieser Betrachtung mit römischen Ziffern und die Unterschichten mit kleinen lateinischen Buchstaben angegeben. Die mittlere Spalte von Abb. 2 zeigt ebenfalls schematisch, was man im allgemeinen bei der Darstellung der Markscheiden der Nervenfasern (das sogenannte myeloarchitektonische Bild) derselben Hirnregion sieht, traditionell in arabischen Ziffern oder kleinen Buchstaben als Indizes angedeutet. Die dritte Spalte rechts zeigt das sogenannte pigmentarchitektonische Bild, das für die genauere Orientierung in speziellen Rindenbezirken von großer Wichtigkeit ist, jedoch weit über den Rahmen dieses Berichtes hinausgehen würde. Insbesondere auf Grund der Zytoarchitektonik ist es unmittelbar nach der Jahrhundertwende gelungen, die menschliche Hirnrinde in Regionen spezifischer Architektur aufzuteilen. Dasselbe wurde später für viele in der Hirnforschung und der Evolution des Gehirns wichtige Tierarten durchgeführt. Abb. 3 zeigt die Seitenansicht des menschlichen Gehirns mit Andeutung der zytoarchitektonischen Feldverteilung nach Brodmann (1908, 1914) mit nicht ganz fünfzig mit arabischen Ziffern benannten Rindenregionen. Ähnliche Hirn-Landkarten konnte man auch für die Myelo- und Pigment-Architektonik herstellen, die sich nicht notwendigerweise mit den Grenzen der Zytoarchitektonik decken. Diese ganze architektonische Feldeinteilung ist gegen Ende der 1940er, Anfang der 1950er Jahre – besonders parallel mit den Früherkenntnissen der elektrophysiologischen Analyse der Rindenfunktionen – zunehmend in den Brennpunkt einer „kritischen Ernüchterung" geraten; man hielt es für unrealistisch, auf Grund von morphologischen Kriterien 50 bis 150 Rindenfelder voneinander unterscheiden zu wollen. Die weitere Erforschung der Hirnrinde mit Mikroelektroden, die vorgehend schon kurz erwähnt wurde, zeigte dann über die letzten dreißig Jahre, daß die Unterscheidung der Rindenfelder wenigstens zwei Größenordnungen weitergeführt werden kann. Die Erkenntnis des kolumnären Baus der Hirnrinde als ein Mosaik von radiar orientierten etwa 3 mm langen, aber nur 200–300 μm weiten stumpfen Pyra-

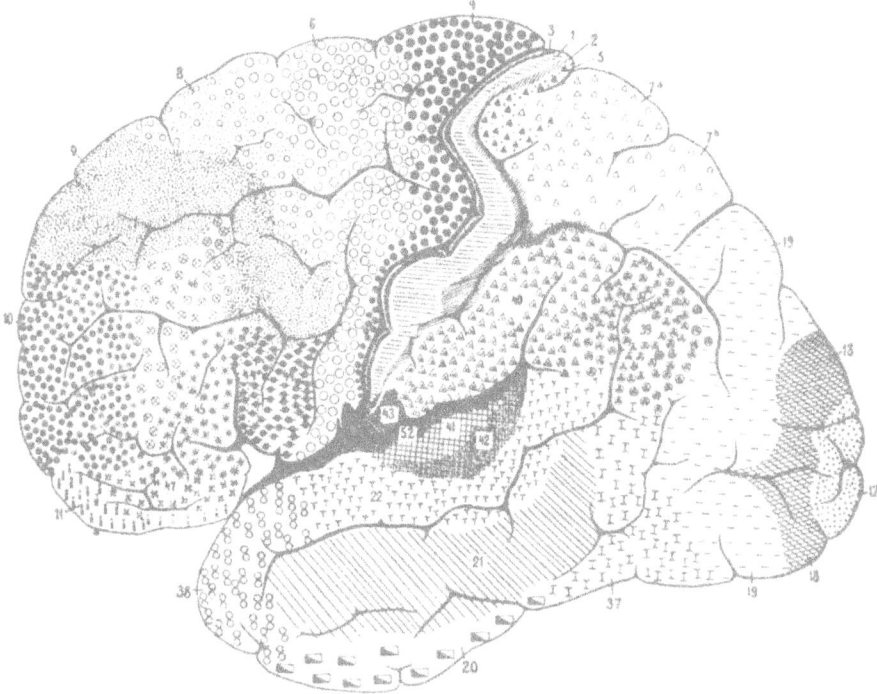

Abb. 3: Seitenansicht des menschlichen Großhirns mit Feldereinteilung nach BRODMANN; Feldnummern in arabischen Ziffern.

miden – von denen die menschliche Hirnrinde grob gerechnet zwei Millionen hat – erhöht die Zahl der real existenten architektonischen Einheiten nur der Hirnrinde beim Menschen) um weitere wenigstens zwei Größenordnungen (2×10^6).

Auch als beginnend mit den frühen 1970er Jahren die wirkliche Form der Hirnzellen mittels der Golgi-Bilder dargestellt werden konnte, führte dies noch lange nicht zu einem wirklichen Verständnis der Verschaltung der Hirnrindenzellen untereinander und ihrer Beziehung zu den in die Rinde aus anderen Gebieten der Zentralorgane eintretenden oder aus der Hirnrinde austretenden Nervenfasern. Das Verständnis um die Jahrhundertwende – vor allem begründet durch die genialen Forschungen von SANTIAGO RAMÓN Y CAJAL (zwischen 1888 und 1911) – zeigt uns Abb. 4, das die wesentlichen Zusammenhänge bis zum heutigen Tage gültig, aber über die feinen Zwischenzellen-Zusammenhänge so gut wie nichts aussagt. Einen wesentlichen Schritt weiter zeigt Abb. 5 von R. LORENTE DE NÓ (1938), einem ähnlich genialen CAJAL-Schüler, die – zugegeben etwas draufgängerisch – die Zellkontakte (wissenschaftlich ausgedrückt Synapsen) der Hirn-

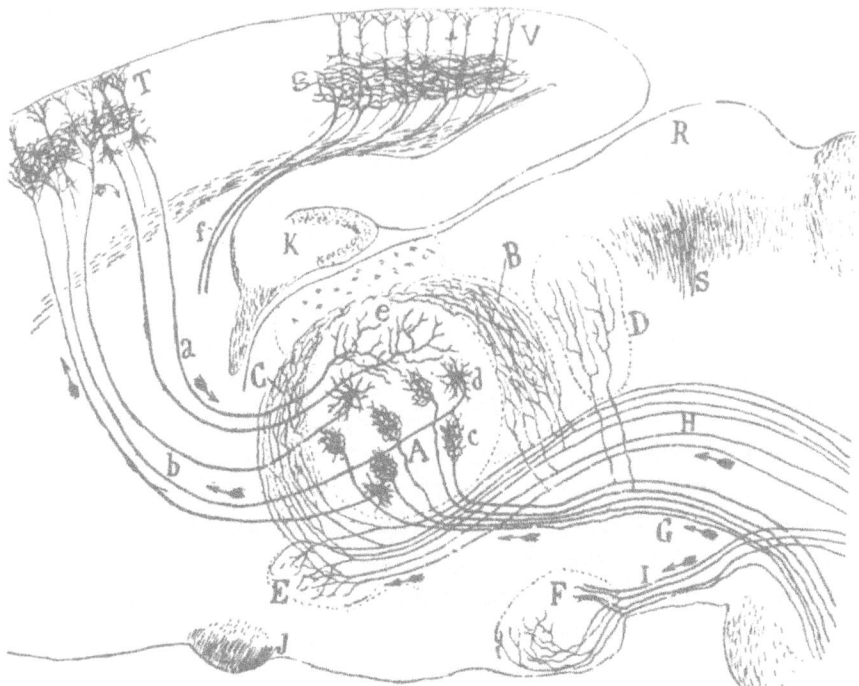

Abb. 4: Darstellung der wesentlichsten Neuronenzusammenhänge im Hirn eines kleineren Säugetiers; Längsschnitt nach RAMÓN Y CAJAL (1911).

rinde gewissermaßen als abstrakte Äquivalente mit je einer knopfförmigen Endigung symbolisierte, und so die im Wesentlichen vertikal orientierten Ketten von Neuronen der Hirnrinde richtig voraussah. – Der zu realen Erkenntnissen führende Weg war, beginnend mit den 60er Jahren, die Anwendung des Elektronenmikroskops und der experimentellen sekundären Degeneration für Nervenendigungen (zum Teil direkt zum Nachweis der Degeneration oder als „Negativbild" von dem, was nach ausgedehnten Degenerationen übrigblieb), zunächst gesondert und bald auch in Kombination der beiden (zusammenfassende Darstellung s. SZENTÁGOTHAI, 1965). An dieser Entwicklung waren nahezu gleichzeitig wenigstens 10 bis 15 Autoren beteiligt, so daß deren Aufzählung allein schon zu weit führen würde. Jedenfalls fiel die entscheidende Rolle eines Koordinators (Moderators) dieser Entwicklung Sir JOHN ECCLES zu, der von Anfang an, als der Wissenschaftler, der in den Neuralwissenschaften immer auf die gebotene und zugleich mögliche Synthese drang, auch international die entscheidende Rolle spielte.

Aber auch die Erarbeitung eines im Prinzip wahrscheinlich dauerhaften Gesamtbildes der interneuronalen Zusammenhänge und der Kolumnarstruktur der

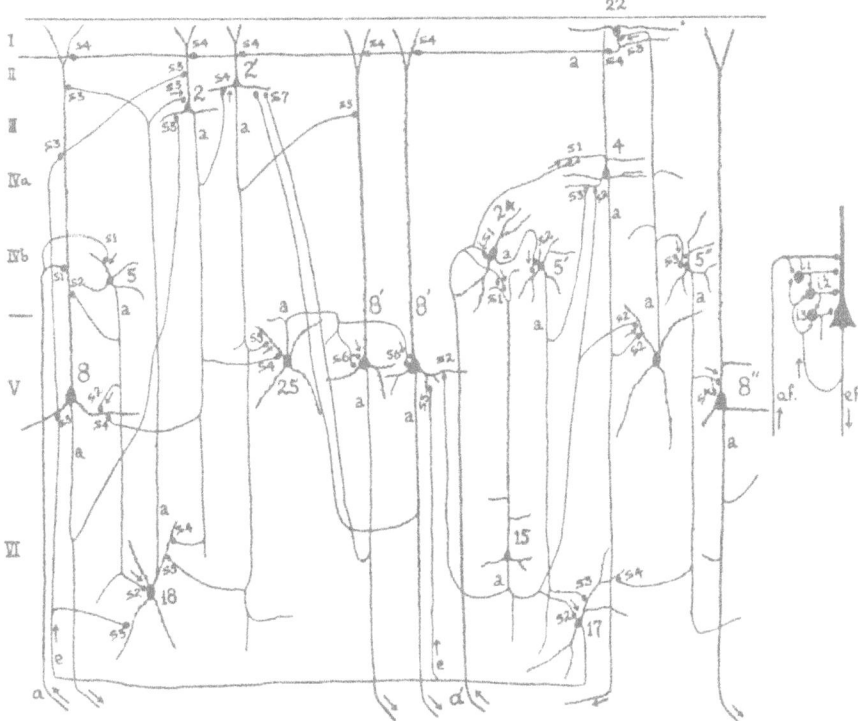

Abb. 5: Die Verschaltung der Hirnrindenneuronen nach LORENTE DE NÓ (1938), stark schematisiert und mittels „Abstraktion" der Zellverbindungen (Synapsen) in eine einzelne knopfförmige Endigung. Das Diagramm erläutert die im Wesentlichen vertikale (auf und absteigende) Verschaltung der Neuronenketten, und ganz rechts einige grundlegende Prinzipien der Neuronenschaltungen (Rückkehrschaltungen über mehrere Parallelwege).

Hirnrinde, die gegen Ende der 1960er Jahre feststand und schrittweise verbessert bis etwa 1977 voll gültig war, ist nur ein schwacher Abglanz dessen, was wir heute nach weiteren zehn Jahren wissen. (Wenn ich nun nach 50 Jahren der Hirnforschung – die ich persönlich das glückliche Schicksal hatte, miterleben zu dürfen – daran denke, wohin die weitere Entwicklung, bei ähnlich immer steiler werdender Gradiente und exponentieller Verkürzung der für jeden Schritt nötigen Zeit, nach weiteren zehn Jahren führen dürfte, so kann ich mich kaum eines unangenehmen und deprimierenden schwindligen Gefühls erwehren.) Diese neue Entwicklung der letzten zehn Jahre nährte sich von zwei recht verschiedenen Hauptwurzeln. Die eine war die Erkenntnis meines Schülers PETER SOMOGYI, daß Nervenzellen und ihre Synapsen (sowohl jene, die sie mittels ihren eigenen Nervenfortsätze mit anderen Zellen herstellen, als auch jene, die sie von anderen Nervenelementen an ihrer eigenen Oberfläche empfangen) nicht wie früher auf

Grund allgemeiner struktureller (oder konnektivistischer) Kriterien, sondern auf Grund der von ihm definierten „strikten" Kriterien identifiziert werden müssen. Darunter versteht SOMOGYI, daß jede beliebige Synapse nicht als ein zwischen zwei identifizierbaren Zelltypen bestehender Kontakt, sondern als ein Kontakt zwischen zwei bestimmten identifizierten individuellen Zellen und als Endigung einer ihrer individuell identifizierten Zellfortsätze, sowohl licht- als auch elektronenmikroskopisch zu definieren sei. – Die andere Wurzel dieses neuen Weges der Erkenntnis (und des Verständnisses) waren die in den letzten zehn bis fünfzehn Jahren entwickelten Methoden der Immunzytochemie, die es ermöglichten, gewisse für bestimmte Nervenzellarten spezifische Stoffwechselprodukte – vor allem jene Überträgerstoffe, mit denen die Neuronen ihre Erregung (oder Hemmung) auf andere übertragen (sogenannte Mediatoren, neuerdings auch Modulatoren) – sowohl für das Licht- als auch für das Elektronenmikroskop sichtbar darzustellen. Diese zwei grundlegenden Methoden konnten gleichzeitig mit einer aus der Mikro-Elektrophysiologie abgeleiteten Markierungsmethode kombiniert werden, so daß wir die verschiedensten Nervenzellen „gleichzeitig" nach drei Seiten identifiziert vor uns haben: Nämlich ihre *physiologische Funktion* – natürlich innerhalb des verhältnismäßig engen Rahmens eines Tierexperimentes („die gewisse Zelle reagierte unter diesen Bedingungen auf diese bestimmten natürlichen oder künstlichen Reize"); dieselbe Zelle kann dann durch einen im Mikroskop darstellbaren Stoff markiert werden: Auf Grund dieser Markierung kann die Zelle mit allen ihren Ausläufern mit einem computerisierten Meß-Mikroskop in beliebiger Vergrößerung in ihren drei Dimensionen dargestellt, also *anatomisch* definiert werden.

Die synaptischen Kontakte, die diese Zelle mittels ihrer Fortsätze herstellt und die sie von anderen Zellen empfängt, können anschließend unter dem Elektronenmikroskop weiter verfolgt und statistisch ausgewertet werden. Auf die Spitze getrieben wird die Identifikation nun dadurch, daß sowohl die beteiligten Zellen als auch ihre Synapsen auf ihre wesentlicheren und *charakteristischen Stoffwechselprodukte immunzytochemisch* definiert werden. In der Wirklichkeit kann die Analyse und Identifikation der Stoffwechselprodukte heute noch wesentlich weitergetrieben werden, nämlich in Richtung der Frage nach dem Wege, wie im Laufe der strukturellen Differentiation der Nervenelemente die genetische Expression dieser oder jener speziellen Eigenschaft oder ihrer metabolischen Leitungswege zustandekommen. Aber auch Zuhörer mit speziellen Kenntnissen in den Neuralwissenschaften würden es, und dies mit vollem Recht, als Zumutung empfinden, wenn ich hier auf weitere Einzelheiten eingehen würde.

Fragen wir uns deshalb einfach: Was für eine neuronale Maschine, was für eine komplexe Einheit von Mikroprozessoren ist so eine Kolumne der Hirnrinde? Ist sie gleichzeitig auch ein *Modul* unseres höchsten Zentralorgans? Ein solches Modul der Hirnrinde besteht aus etwa 5000 Nervenzellen, es ist von der Maus bis zum Menschen ein ungemein stabiles Gebilde: dieselben Zelltypen finden sich bei praktisch allen höheren Säugetieren – obwohl gewisse primitivere Urtypen bei einigen Insektivoren (z.B. beim Igel) und derselbe Urtyp, linear bis ins fast Unvorstellbare multipliziert, bei den echten Wassersäugern (Walen) bekannt ist – in fast gleichen Formen und gleichen Zahlenverhältnissen. Der Unterschied zwischen Maus und Mensch ist lediglich der, daß die Hirnrinde der Maus einige hundert und die des Menschen zwei Millionen solcher Modulen hat. (Der Menschenaffe Gorilla dürfte etwas weniger als die Hälfte, also etwas unter einer Million von Modulen haben.) Da die Zahl der Verbindungen zwischen den Modulen, allerdings nicht unbedingt proportional der Modulenzahl, zunimmt, nimmt das akkumulierte Zellvolumen gegenüber dem Gesamtvolumen der Rindensubstanz im Laufe der Phylogenese ständig ab und erreicht seinen Tiefpunkt beim Menschen mit etwa 59:1, d.h. das Volumen aller Zellen zusammen macht lediglich ein Sechzigstel des Gesamtvolumens der Hirnrinde aus. Dies ergibt sich auch aus der Beobachtung, daß die menschliche Hirnrinde etwa 10 Milliarden (10^{10}) Nervenzellen enthält, die eines Menschenaffen (Gorilla), dessen Gehirn nur ein Viertel des Menschengehirns wiegt, kaum fünf Milliarden ($4,6 \times 10^9$) Zellen enthält. Dieser wahrhaft gewaltige Unterschied zugunsten des Menschen geht also weit weniger auf die Anzahl von Nervenzellen als auf eine wesentlich höhere Zahl von interneuronalen Verbindungen zurück.

Etwa 60% der Rindenzellen gehören zu einem der charakteristischsten Zelltypen der Zentralorgane überhaupt: den *Pyramidenzellen*. Dies sind Zellen, die sich im Vertikalschnitt als hohe gleichschenkelige Dreiecke mit gegen die Oberfläche gerichtetem Scheitel präsentieren. Vom spitzen Winkel am Scheitel entspringt der sogenannte Spitzendendrit, der – wo immer auch die Zelle selbst in der Rinde sitzt – bis etwa zur 2. Rindenschicht aufsteigt und sich dann in radiärer Richtung verlaufenden, der Oberfläche parallelen Endzweigen in der ersten (äußersten) sehr zellarmen Schicht der Rinde verliert. Weitere Dendriten (Plasmafortsätze) der Pyramidenzellen entspringen vom Zellkörper und verzweigen sich, mit grober Annäherung, in einer Kugel von 100–300 μm Radius. Die Dendriten der Pyramidenzellen sind durchwegs dicht durch sogenannte „Dornen" – in der Tat eher trommelschlägelförmige Ausläufer (ähnlich wie Tannennadeln an den Tannenzweigen der gewöhnlichen europäischen Waldtanne oder der amerikanischen Spruce) – besetzt. Diese „Dornen" sind die zahlenmäßig häufigsten Orte, an denen die Synapsen der zuführenden Nervenzellausläufer endigen. Der Nervenfortsatz der Pyramidenzellen entspringt an der Basis der Pyramide und verläßt nach Abgabe einer ganzen Zahl von lokalen Kollateralen bei der Mehrzahl der Zellen die Hirnrinde. Sämtliche Pyramidenzellen der oberen drei Schichten (II–III) kehren früher oder später zur Rinde zurück und endigen dort als sogenannte kortiko-kortikale Fasern. Die Nervenfortsätze der Pyramidenzellen in der V. und VI. Schicht verlassen dagegen die Rinde und endigen in den verschiedensten sogenannten subkortikalen Zentren vom oberen und unteren Hirnstamm, bis hinunter ins Rückenmark. Bevor sie jedoch die Hemisphären verlassen, geben sie in der Mehrzahl Seitenzweige für die Rinde der entgegengesetzten Hemisphäre ab. Ein großer Teil der sogenannten Kommissuralen (oder Balken-)Fasern sind also auch kortiko-kortikale Fasern, aber nicht die Hauptfortsätze von Pyramidenzellen der V. und VI. Schicht, sondern Nebenzweige der Hauptfasern. Dieses Prinzip der Verbindung der kortikalen Modulen untereinander ist auf Abb. 7 in dem oberen Teil illustriert.

Besonders bemerkenswert an den Pyramidenzellen ist, daß – da sie eindeutig die weitaus größere Zahl der aus der Hirnrinde austretenden Fasern (in der Sprache des Elektroingenieurs die Elemente des „output") liefern – etwa 80% aller Fasern, die die Hirnrinde verlassen, direkt wieder in die Hirnrinde eintreten. Da fast alle subkortikalen Zentralorgane wieder eigene Verbindungen zurück zur Hirnrinde haben, kehren wahrscheinlich über 90% aller corticofugalen (die Hirnrinde verlassenden) Verbindungen direkt oder indirekt als corticopetale Fasern wieder in (meistens andere) Bezirke der Rinde ein. Diese überwältigend große Zahl der Rückeingänge (*reentrance* im Englischen) ist wohl das wesentlichste architektonische Merkmal der Hirnrinde – aber man darf wohl, mit etlichem gedanklichem Vorbehalt, das Prinzip auf alle nervösen Zentralorgane verallgemeinern. Es ist deswegen wohl kein Zufall, daß eine der heutzutage wohl das größte Aufsehen erregenden allgemeine Hirntheorien, nämlich jene von Gerald M. Edelman, dieses Prinzip auch schon in ihrem Namen: „Group (degenerate) selection and phasic *reentrant* signaling" (1978) verankert.

Wie erwähnt, bilden die Pyramidenzellen etwa 60% aller Rindenzellen. Sie sind bekanntlich von erregender Funktion, ihr Übertragungsstoff ist (nicht ganz gesichert) z. T. Glutamat oder Aspartat (das Radikal der gleichnamigen Aminosäure). Etwa 20% aller Rindenzellen sind – obwohl der Befund bisher nicht an genügend verschiedenen Rindenregionen kontrolliert werden konnte – hemmender Funktion, da sie sowohl in ihren Zellkörpern als auch in ihren synaptischen Endungen den Hemmungs-Übertragungsstoff Gamma-Amino-Buttersäure oder dessen synthetisches Enzym Glutamin-C-Säure-Dekarboxylase (GAD) enthalten. Es bleiben also restliche 20% der Rindenzellen als mutmaßlich erregende Zelltypen zu identifizieren. Von diesen sind in primären sensorischen Rindenbezirken die sogenannten dornentragenden Sternzellen *(spiny stellate cells)* in der IV. Rindenschichte recht zahlreich; es sind Zellen, die die der Hirnrinde zugeführten Impulse der sensorischen (Sinnes-) Leitungsbahnen an erster Stelle empfangen und dann das Erregungsmuster in vertikaler Richtung an Pyramidenzellen und auch an Hemmzellen der oberflächlicheren und der tiefen Schichten zur weiteren

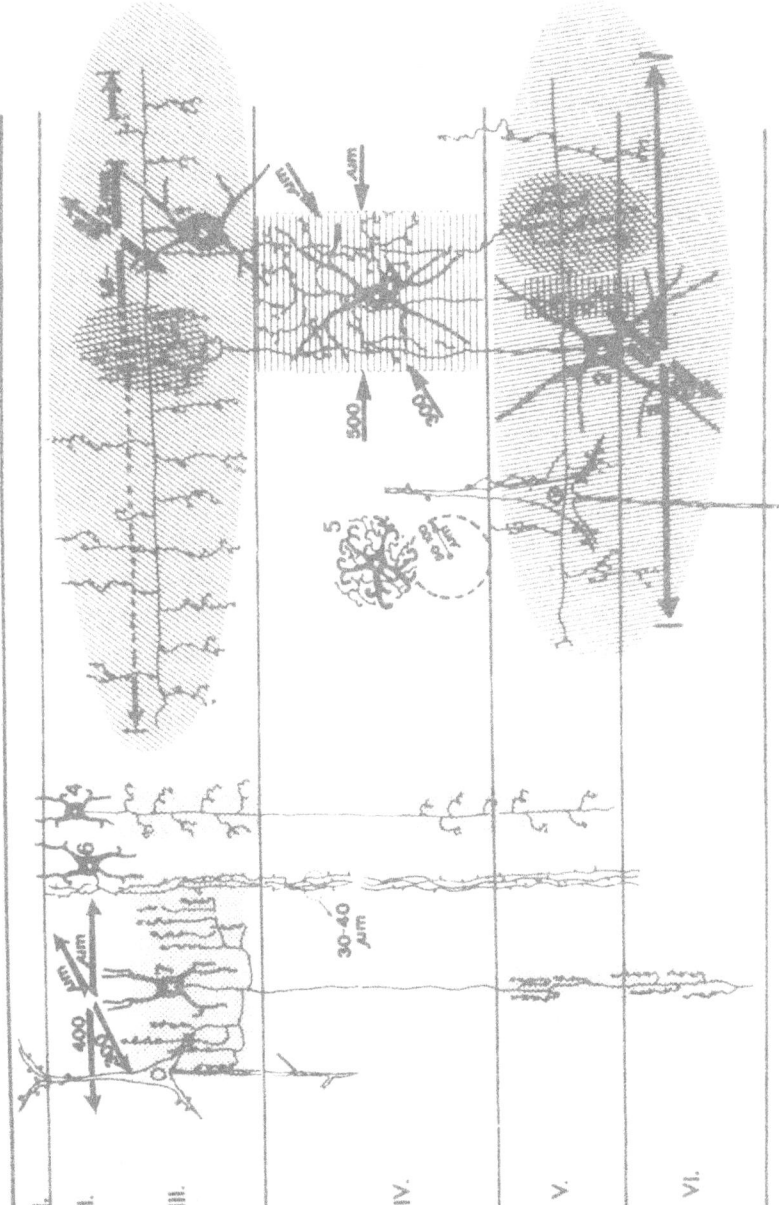

Abb. 6: Die Darstellung der wichtigsten Hemmungsneuronen der Hirnrinde mit ihren lokalen Verbreitungsgebieten (schraffiert) und Maßangaben ihrer Ausbreitung. Die einzelnen Neuronentypen: 1) Große Korbzellen der III. Schicht; 2) Große Korbzellen der V. Schicht; 3) Clutch (Korbzellen der IV. Schicht; 4) Kolumnare Korbzelle; 5) Mikrogliforme Lokalzelle; 6) Vertikalzelle (*cellule à double bouquet* nach RAMÓN Y CAJAL); 7) Axo-axonische (*chandelier*) Hemmzellen.

Verarbeitung übergeben. Die spindelförmigen Zellen der VI. Rindenschicht sind zum großen Teil den Pyramidenzellen gleichwertige, nach auswärts projizierende Zellen.

Von allen Rindenzellen sind die 20% Hemmzellen am besten studiert, da sie unter dem Mikroskop auf Grund ihres Übertragungsstoffes, der Gamma-Amino-Buttersäure, am einfachsten und sichersten identifiziert werden können. Abb. 6 faßt die wesentlichsten, insgesamt sieben, Zelltypen zusammen; ihre Ausläufer und deren Verzweigungen sind weitgehend schematisiert und ihr Verzweigungsgebiet durch verschiedene Schraffierung angedeutet. Einige dieser Hemmzellen wirken ausgesprochen lokal oder in relativ eng bemessenen vertikalen Zylindern des Hirngewebes, andere, die sogenannten großen Korbzellen, wirken in ausgesprochen weiten tangential verlaufenden Bezirken von bis zu 2 bis 3 mm, d.h. sich auf bis zu zehn benachbarte Modulen ausdehnend. Dabei muß jedoch bemerkt werden, daß die synaptisch aktiven Endzweige überall streng vertikal, d. h. senkrecht zur Hirnoberfläche verlaufen; was nichts anderes andeutet, als daß die Hemmung immer als vertikales Muster der Rinde zur Wirkung kommt.

Als eine ganz besondere Art der Hemmzellen können die sogenannten axo-axonalen Hemmzellen betrachtet werden, die sich durch eine sonst nie beobachtete Spezifität ihres Endigungsortes auszeichnen. Praktisch 100% ihrer Endigungen sind nämlich am Anfangsstück der Nervenfortsätze der Pyramidenzellen lokalisiert. Diese Zellen wurden von mir (SZENTÁGOTHAI, 1975) unter dem Namen *chandelier cells* (Kronleuchterzellen) beschrieben, aber erst P. SOMOGYI erkannte mittels Anwendung seiner erwähnten strengen Rekonstruktionskriterien, daß diese Zellen ganz spezifisch von allen anderen Hemmzellen abweichende Synapsen haben – daher auch ihre Umbenennung. Da diese Zellen ausschließlich in der Hirnrinde – dort aber alle Pyramidenzellen mit Endigungen versorgend – im Hippocampus und der Amygdala (Mandelkern), also in Hirnstrukturen vorkommen, und da die Anordnung der Synapsen am Anfangsstück des Nervenfortsatzes der strategisch günstigste Punkt für eine wirksame Hemmung ist, liegt der Gedanke nahe, daß diese Zellenart für das in denselben Zentren vorkommende epileptische Geschehen vornehmlich verantwortlich sein dürfte. In diesem Sinne ist die Beobachtung von RIBAK (1985) besonders wichtig, daß in

Abb.7: Schematische Darstellung des Modularprinzips in der voll ausgebildeten Hirnrinde. Der obere ▷ Teil des Diagramms zeigt das Prinzip der kolumnaren (zylindrischen) Modulen und deren Verschaltung im großen. Die zwei nacheinander dargestellten vertikalen Querschnitte der Hemisphären zeigen das von PATRICIA GOLDMAN-RAKIC erkannte Prinzip, daß von verschiedenen Quellen auf einen größeren Bereich der Rinde konvergierende Bahnen in alternierenden Reihen nicht überlappender Modulen endigen. – Der untere Teil des Schemas zeigt die lokale Verschaltung der Pyramidenzellen (Py) und Korbzellen (Ba) – die Indizes deuten lediglich an, zu welcher Schicht die Zelle gehört. – Zellen und Verbindungen erregender Funktion

Modulare Organisation der Hirnrinde

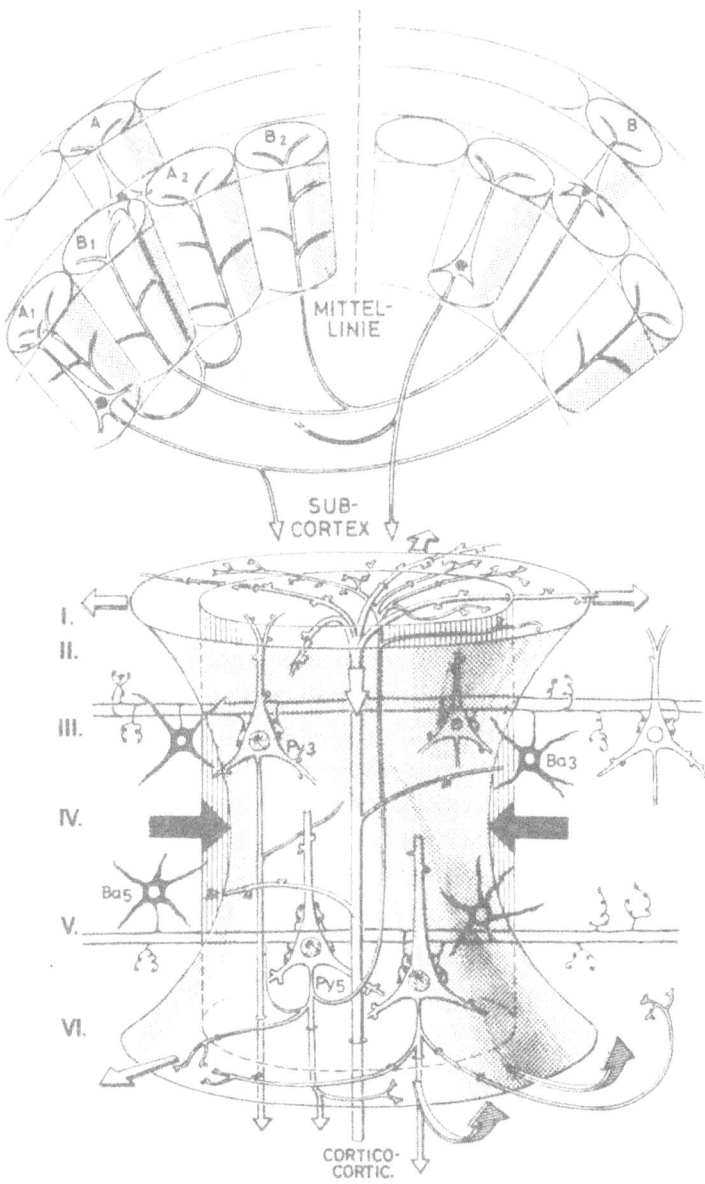

sind in Konturen, hemmende Zellen und Verbindungen voll schwarz dargestellt. Das ursprünglich zylindrisch gedachte Modul (innerer vertikaler Zylinder) wird dynamisch durch tangentiale Ausbreitung der Erregung in der I. und der VI. Schicht (Pfeile in Konturen) und durch tangentiale Richtung der Hemmung durch die Korbzellen (schwarze Pfeile) in den mittleren Schichten korsettförmig eingeschnürt; es entsteht also ein zwirnspulenförmiger Bereich (rotationshyperboloidartiger Körper) von Aktivität.

experimentell hervorgerufenen epileptischen Herden von Tieren (Affen) diese Synapsen selektiv fehlen. Diesem Einzelbefund sollte vorerst noch keine allzu große Bedeutung zugestanden werden. Menschliches Untersuchungsmaterial steht, aus offenbaren ethischen Gründen, nur sehr selten zur Verfügung; inzwischen hatte einer meiner Mitarbeiter die Gelegenheit, bei einem aus medizinischen Gründen notwendigen neurochirurgischen Eingriff entnommenes Material eines epileptischen Focus zu studieren. Dabei gelang es ihm mit der gebräuchlichen immunozytologischen Methode nicht, die sonst leicht auffindbaren axo-axonischen Synapsen nachzuweisen. Wie negative Befunde im allgemeinen, ist auch dieser vorerst mit den nötigen Vorbehalten zu bewerten.

Die Feinanalyse im Sinne der erwähnten „strikten Kriterien" führt nun zu einem Gesamtbild der inneren neuronalen Verschaltung und der Verbindungen zwischen relativ benachbarten Rindenmodulen, wie dies im unteren Teil von Abb. 7, verständlicherweise radikal vereinfacht, dargestellt ist. Da die kortikalen Einheiten strukturell vor allem durch corticocorticale Fasern definiert sind, ist es logisch, den die modulare Einheit repräsentierenden vertikalen Zylinder als einen um die Achse einer repräsentativen (für etwa einige zehn bis hundert) corticocorticale Fasern gedachten Raum aufzufassen. Die wesentlicheren Nerventypen, vor allem Pyramidenzellen (Py), als repräsentativ für die projectiven (output) Zellen, und zwei Arten der großen Korbzellen (Ba, vom Engl. *basket cells*), als repräsentativ für Hemmzellen, sind in das Diagramm aufgenommen. Weitere Zelltypen würden das schon ohnehin nicht leicht verständliche Schema zu sehr belasten; sie mußten deshalb vernachlässigt werden. – Bei der Betrachtung dieses Schemas sind zwei wesentliche Züge der Architektur bemerkenswert: Einerseits haben die Endzweige der cortico-corticalen Fasern die Tendenz, in der I. Schicht der Hirnrinde weiter in tangentionaler Richtung zu verlaufen als andere Seitenzweige derselben Fasern, die selten über die Entfernung von 100 μm von der Stammfaser hinausgehen. Diese Fasern sind bekannterweise ausschließlich erregender Funktion. Die lokalen Kollateralen der Pyramidenzellen-Nervenfortsätze dehnen sich besonders in den tieferen Schichten der Rinde (V. und VI.) auf Distanzen bis zu nahe einem Millimeter aus. Auch diese Fasern sind erregender Funktion, so daß der logische Schluß unausweichlich ist: Die Erregung hat die Tendenz, sich in den Schichten I. und V.–VI. weiter als über den für die übrige Kolumne charakteristischen Durchmesser von 200–300 μm fortzusetzen. Umgekehrt muß in den mittleren Schichten (III–IV) durch die tangential (oberflächenparallel) verlaufenden Hauptfortsätze der großen Korbzellen die durch sie vermittelte Hemmung zur allgemeinen Tendenz führen, daß der Aktivitätsbereich der Kolumne (repräsentiert durch den vertikalen Zylinder) seitlich eingeengt ist, der Zylinder also in der Mitte korsettartig eingeschnürt werden müßte. Diese Neuronenschaltung sollte also notwendig dazu führen, daß die ursprünglich zylindrischen Rindenmodule der Tendenz unterliegen, dynamisch in einen zwirnspulenartigen Körper (Rotationshyperboloid) mit weiter ausladenden oberen und unteren Endflächen (nämlich an der Rindenoberfläche und an der Grenze der Rinde und der weißen Substanz) und einer Einengung in der Mitte überzugehen. Eigentümlicherweise kamen EDELMAN und FINKEL (1984) auf Grund eines ganz verschiedenen Gedankenganges bei ihren Ausführungen zum Begriff des *group containment* zu demselben Schluß, obwohl sich der Gedanke auf etwas kleinere Maße (± 50 μm) ihres hypothetisch angenommenen Zylinders bezog. Abb. 7 versucht, dieser Vorstellung gerecht zu werden.

Die innere Verschaltung der Neuronen in den Hirnrindenmodulen, ebenso wie jene zwischen benachbarten Modulen, ist – abgesehen von dem Einzelfall der axo-axonischen Hemmzellen – nicht so spezifisch für bestimmte Zelltypen, oder bezüglich ihrer synaptischen Zielstrukturen *(synaptic targets)*, wie wir dies auf Grund der Ergebnisse der klassischen Histologie ursprünglich annahmen. Die Feinanalyse im Sinne der „strikten Identifikationskriterien" und die statistische Auswertung zahlreicher Synapsen desselben Neurons zeigten eine sehr weitgehende „Freiheit" der Verbindungen im Sinne von stochastischen Prinzipien und innerhalb von variablen räumlichen Grenzen in der Größenordnung von etwa 100 μm als Randbedingungen auf. Sehr viel in den tatsächlich zustandekommenden Verbindungen bleibt deshalb – in Grenzen von ± 100 μm – dem Zufall, möglicherweise aber auch irgendwelchen in der Ontogenese wirksamen Selektionsmechanismen überlassen. Diese Toleranz im Einzelnen gilt aber keineswegs für die Verbindungen auf größere Distanzen. Hier sind für jede Tierart genaue – zum Teil ganz raffinierte – genetisch verankerte Verbindungspläne *(blueprints)* gegeben. Die neuesten Untersuchungen von PATRICIA GOLDMAN-RAKIC und Mitarbeitern (GOLDMAN-RAKIC, 1984; GOLDMAN-RAKIC u. SCHWARTZ, 1982) zeigen, daß verschiedene cortico-corticale Verbindungen, die von verschiedenen Ursprungsgebieten auf dieselben Rindenbezirke konvergieren, in einem raffinierten System nicht (oder wenig) überlappend, aber sonst miteinander repetitiv alternierend (interdigitierend) eigene Endgebiete mit der Weite von etwa 500 μm haben. Allein schon die wenigen genauer untersuchten Beispiele genügen vollauf, um den Schaltplan der Zentralorgane im größeren (größer als 0,5 mm beim Affen/Menschen) Größenbereich als genetisch weitgehend determiniert unter Beweis zu stellen. – Wir sehen also, und dies mag dem Systemtheoretiker zu denken geben, daß im Nervensystem zwei gegensätzliche Prinzipien der Verbindungen vorherrschen: sehr strenge *Determiniertheit im Großen,* und weitgehende *Freiheit im Kleinen;* Verhältnisse, wie sie in der Natur überall vorkommen, so daß ihre Hervorhebung fast trivial wirken mag.

Zum Abschluß könnten wir uns nun die Frage vorlegen: Inwiefern unterstützen, oder umgekehrt, wieweit widerlegen diese neuen Erkenntnisse über den modularen Bau der nervösen Zentralorgane die gegenwärtig in Mode stehenden Spekulationen über die Beziehung zwischen dem, was wir *anatomisch-physiologisch-biochemisch* als Hirn kennen, und jenen weniger erfaßbaren globalen Phänomenen, die wir im Verhalten der Tiere und wesentlich tiefer greifend bei uns selbst im Erleben unseres Bewußtseins (oder des dahinter stehenden Unterbewußten) als Seele bezeichnen? (Die englischen Begriffe *brain* und *mind* sind in diesem Zusammenhang günstiger, als die durch althergebrachte Vorstellungen mehr belasteten deutschen Begriffe *Seele* und *Geist*.) Ich selbst bin in diesen Fragen weitgehend Pragmatiker und zweifle daran, ob diese Fragestellungen über sich der Wissenschaft weitgehend entziehende „letzte Fragen des Seins" (Warum? Zu welchem Zwecke? Mit welchem Sinn? usw.) bei dieser Gelegenheit angegangen werden können oder sollten. – Jedenfalls sind die vorgelegten strukturell-architektonischen Prinzipien der nervösen Zentralorgane sehr wohl mit auch sehr ambiziösen darwinistisch-selektionistischen Hirntheorien wie jenen von G. M. EDELMAN (1987) zu vereinbaren, vielleicht auch mit Ansätzen, wie sie bei JEAN-PIERRE CHANGEUX neuerdings zu finden sind, dagegen sicher nicht mit letzten Endes aus dem 18. Jahrhundert stammenden reduktivistischen Gedanken wie denen von CHURCHLAND (1985). Die philosophisch sehr gründlich und sauber ausgearbeiteten Fragestellungen von M. BUNGE (1977), aber keineswegs ihre Beantwortung decken sich weitgehend mit dem neuen neuronwissenschaftlichen Tatsachenmaterial. – Wie ich es in den letzten Jahren an verschiedenen Stellen ausführen konnte (SZENTÁGOTHAI, 1984, 1987a, b), würde ich, neben dem Modularbauprinzip und jenem der in „Kaskaden" ständig wiederholten Rückleitung *(reentrance)*, vor allem der „Selbstorganisation" aus der allen Nervenelementen eigenen zufälligen Spontanaktivität *(neuronal noise)* eine wenigstens gleichwertige Rolle beimessen.

Literatur

BUNGE, M. (1977) Emergence and Mind, *Neuroscience,* 2:501–509
BRAAK, H. (1984) Architectonics as seen by lipofuscin stains, In: *Cerebral Cortex.* Vol. 1, A. PETERS and E. G. JONES (eds) New York and London: Plenum Press
BRODMANN, K. (1908) Beiträge zur histologischen Lokalisation der Großhirnrinde: Die Cortexgliederung des Menschen, *J. Psychol. Neurol.,* 6:231
BRODMANN, K. (1914) Physiologie des Gehirns, In: *Neue Deutsche Chirurgie,* Vol. 11, P. VON BRUN (ed.) pp 85–462, Stuttgart: Enke
CHANGEUX, J.-P. (1983) L'Homme Neuronal, Fayard, Paris
CHURCHLAND, PATRICIA, SMITH- (1986) *Neurophilosophy,* The MIT Press, Cambridge, Mass., London, England
EDELMAN, G. M. (1978) Group selection and phasic reentrant signaling: A theory of higher brain function. In: *The Mindful Brain,* G. M. EDELMAN and V. B. MOUNTCASTLE (eds) pp. 51–100
EDELMAN, G. M. and L. H. FINKEL (1984) Neuronal group selection in the cerebral cortex. In: *Dynamic Aspects of Neocortical Function,* G. M. EDELMAN, W. M. COWAN and W. E. GALL (eds), John Wiley and Sons, New York
EDELMAN, G. M. (1987) *Neural Darwinism,* Basic Books, Inc. Publishers, New York
GOLDMAN, PATRICIA S., and W. J. H. NAUTA (1977) Columnar distribution of cortico-cortical fibers in the frontal association limbic and motor cortex of the developing Rhesus monkey, Brain Res., 122:393–413
GOLDMAN-RAKIC, P. S. (1984) Modular organization of prefrontal cortex, *Trends in neuroscience* 7:419–429
GOLDMAN-RAKIC, P. S., SCHWARTZ, M. L. (1982) Interdigitation of controlateral and ipsilateral columnar projections to frontal association cortex in Primates, *Science* 216:755-757
HUBEL, D. H. and T. N. WIESEL (1959) Receptive fields of single neurones in the cat's striate cortex, *J. Physiol. Lond.* 148:574–591
LORENTE DE NÓ, R. (1938) The cerebral cortex: Architecture, intracortical connection and motor projections. In: *Physiology of the Nervous System,* FULTON, J. F. Oxford University Press, London–New York–Toronto, pp. 291–321
MOUNTCASTLE, V. B. (1957) Modalities and topographic properties of single neurons of cat's sensory cortex, *J. Neurophysiol.,* 20:408–434
RAKIC, P. (1982) Early developmental events: Cell lineages, acquisition of neuronal positions, and areal laminar development, *Neurosci. Res. Progr. Bull.* 20:439–451
RAMÓN Y CAJAL, S. (1888) Estructura de los centros nerviosos de las aves, *Rev. Trimestr. de Histol. Norm. y Pat.,* Barcelona
RAMÓN Y CAJAL, S. (1911) *Histologie du système nerveux de l'homme et des vertébrés,* Maloine, Paris, 2:997
RIBAK, C. E. (1985) Axon terminal of GABAergic chandelier cells are lost at epileptic foci, *Brain Res.,* 326:251-260
ROCKEL, A. J., R. W. HIORNS and T. P. S. POWELL (1974) Numbers of neurons through full depth of neocortex, *J. Anat.* 118:371
SOMOGYI, P. (1977) a specific axo-axonal interneuron in the visual cortex of the rat, *Brain Res.,* 136: 345–350

SOMOGYI, P., A. J. HODGSON and A. D. SMITH (1979) An approach to tracing neuron networks in the cerebral cortex and basal ganglia. Combination of Golgi staining, retrograde transport of horseradish peroxidase and anterograde degeneration of synaptic boutons in the same material, *Neuroscience, Vol. 4.*, pp. 1805–1852

SZENTÁGOTHAI, J. (1967) The anatomy of complex integrative units in the nervous system. – Results in Neuroanatomy, Neurochemistry, Neuropharmacology and Neurophysiology, K. LISSÁK (ed.), Akadémiai Kiadó, Budapest, pp. 9–45

SZENTÁGOTHAI, J. (1969) Architecture of the cerebral cortex. In: *Basic Mechanisms of the Epilepsies.* H. H. JASPER, A. A. WARD and A. POPE (eds), Little, Brown and Co., Boston, pp. 13–28

SZENTÁGOTHAI, J. (1975) The „module concept" in cerebral cortex architecture. *Brain Res.*, 95:475–496

SZENTÁGOTHAI, J. (1984) Downward Causation? *Ann. Rev. Inc.*, 7:1–11

SZENTÁGOTHAI, J. (1987a) *The Brain-Mind Problem.* BALÁZS GULYÁS (ed.) Louvain Philosophical Studies, Leuven, University Press, Van Gorcum Assen/Maastricht

SZENTÁGOTHAI, J. (1987b) *Mindwawes*, COLIN BLAKEMORE and SUSAN GREENFIELD (eds.) Basil Blackwell, Oxford

Diskussion

Herr Kneller: Wie funktioniert die Verdrahtung zwischen den Zellen – darüber haben Sie nichts gesagt –, die Leitung der Informationen von einer Zelle zur anderen?

Herr Szentágothai: Ihre Frage gehört ins Spezialgebiet des Biophysikers und des Physiologen. Eine biologische Erregung ist ein Ionenwanderungsprozeß, der im Wesentlichen darauf beruht, daß sich Kalium fast ausschließlich im Zellinneren und Natrium im außerzellulären Raum befinden. Dies ergibt im Ruhestadium einen Polarisationszustand der Zellmembran, indem die Außenseite der Zelle gegenüber der Innenseite positiv geladen ist. Die fortgeleitete Erregung, also die Signale, die im Nervensystem übermittelt werden, bestehen in einer mit bis 150 M/s Geschwindigkeit weitergeleiteten Störung – komplettem Umkehr – dieses Polarisationszustandes. Der erregte Teil der Membran wird außen negativ gegenüber dem positiv geladenen Zustand des Ruhegleichgewichts.

Ich habe darüber nicht gesprochen, da eine ausführliche Besprechung dieser Vorgänge allein über den Rahmen eines Vortrags hinausginge. Ich erwähnte lediglich soviel, daß die Hemmzellen dieselben fortgeleiteten Erregungen als Signale produzieren wie Erregungsneuronen. Der Unterschied ist lediglich, daß Erregungszellen an ihren synaptischen Endigungen andere Stoffe freisetzen, nämlich solche, die die nächste Zelle in Erregung versetzen. Dagegen setzen Hemmzellen an ihren Endigungen in der Regel Gamma-Aminobuttersäure frei oder auch noch andere bekannte Hemmstoffe. Die Gamma-Aminobuttersäure verstärkt den Polarisationszustand des nächsten Nervenelements, so daß auch normale Erregungen, die von anderer Seite dieser Zelle zugeführt werden, wirkungslos bleiben.

Herr Grundmann: Sie haben am Anfang Ihres sehr schönen Vortrages etwas über die Embryologie, also über die Entwicklung der Modulen gesagt und auch auf die Immunhistologie hingewiesen, die es uns ja erlaubt, Spezifitäten der Zellen sehr früh zu erkennen. Was gibt es eigentlich Neues über die Frage, auf welchem Wege diese Zellen die Informationen erhalten, bestimmte Teile ihres Genoms zu aktivieren, um eine bestimmte Differenzierungsrichtung einzuschlagen? Das wäre die erste Frage.

Die zweite Frage bezieht sich auf das Ende Ihres Vortrages. Die gesamte modulare Organisation hat man sich lange Zeit sehr statisch vorgestellt, stabil und nach ihrer Ausbildung nicht mehr änderbar. Wir wissen aber doch aus der Unfallchirurgie, etwa der Neurochirurgie, daß bestimmte Zentren, die ausfallen, nach einiger Zeit von anderen Zentren übernommen werden, daß also eine zumindest funktionelle Transformation bereits bestehender Module möglich ist.

Ich weiß, daß Cecilie und Oskar Vogt, die Sie erwähnten und die ich selbst nach dem Kriege in Neustadt im Schwarzwald besuchen durfte, in dieser Richtung auch einiges vorgedacht haben. Was gibt es darüber Neues?

Herr Szentágothai: Ich bin selbst nicht Fachmann auf diesem Gebiet, aber eine sehr wichtige, wenn nicht die wichtigste Entwicklung in der Neurobiologie geht in der Richtung, daß man jetzt nicht nur die synaptischen Überträgerstoffe histochemisch oder immunchemisch nachzuweisen bestrebt ist, sondern vielmehr die Messenger-Ribonukleinsäuren finden will, die für gewisse Eigenschaften der Zellen verantwortlich sind. Dies kann man heutzutage – sehr vereinfacht ausgedrückt – mit der „Klonierung von Genen" bewerkstelligen.

Auf dem im August d. J. in Budapest abgehaltenen internationalen Kongreß der Neurowissenschaften wurden mehrere Vorträge darüber gehalten, wie man besonders im Hypothalamus Rezeptoren für chemische Signalstoffe (Neurohormone) für irgendeine spezifische Funktion nachzuweisen bestrebt ist, die sonst in diesen Zellen gar nicht vorhanden sind oder nicht produziert werden. In der gesamten Rezeptorenforschung geht es in erster Linie nun schon eigentlich darum, das genetische Informationsmaterial (gegen das man Antikörper entwickeln kann, die man dann – mittels der sogenannten in-situ-Hybridisation – in der Zelle lokalisieren kann) zu finden, das für spezifische Rezeptoren der Zelle verantwortlich ist.

Was Sie über die Umformung oder Plastizität der Modulen erwähnten, beruht auf Tatsachen. Der USA-Physiologe Merzenich zeigte in sehr eleganten Versuchen an Affen, daß, wenn z. B. einzelne Finger amputiert werden, sich in dem entsprechenden Repräsentationsgebiet der Hirnrinde die Funktion der Neuronen (d. h. ganzer Modulen) umordnen kann. Dies spricht dafür, daß, falls ein Teil der Peripherie verlorengeht, wesentliche Umordnungen in dem entsprechenden Rindengebiet geschehen können. Natürlich ist dieser Umordnungsprozeß nur lokal möglich: Das Gehirn ist ein großes Organ mit notwendigen längeren Verbindungen. Solche können nicht beliebig umgebaut werden. Besonders an den Rändern der Repräsentationsgebiete der Rinde können sich die Zellzusammenhänge auch beim Erwachsenen noch weitgehend ändern.

Eine lokale – wahrscheinlich dynamische – Änderung der Zellschaltungen ist mutmaßlich das Geheimnis plastischer Veränderungen, die in vielen Fällen recht respektable Korrektions- und Rehabilitationsmöglichkeiten der gestörten Hirnfunktionen in sich bergen. Eine echte Regeneration zerstörter Nervenelemente kommt im Gehirn – wenigstens für die Gegenwart – kaum in Frage. Es obliegt dem Logopäden und dem Heilgymnastiker, aus dem Patienten das herauszuholen, was an Reserven im Sinne lokaler Umschaltungen noch möglich ist.

Ich hatte am Anfang der 1960er Jahre noch die Gelegenheit, Frau Cécile Vogt (Professor Vogt war im Vorjahr gestorben) in Neustadt zu besuchen und mich mit ihr zu unterhalten. Sie werden hier wohl wissen, daß das gesamte Vogtsche Material hier in Düsseldorf durch Herrn Professor A. Hopf betreut und weiter verarbeitet wird. Es stellte sich heraus, daß die Paraffinschnittserien von über 1000 Hirnen klinisch gut dokumentierter Krankheitsfälle mittels der neuen Immunmethoden nun verarbeitet werden können. Da sich mittlerweile die modernen diagnostischen Verfahren (CAT-SCAN; NMR-IM; PET) weitgehend entwickelt haben, sehe ich hier eine Renaissance der Hirnforschung spezifisch am Menschen voraus. Das Vogtsche Material bildet einen der Grundsteine für diese neue Entwicklung.

Herr Feinendegen: Ich darf fragen, mit wie vielen Modulen ein einzelnes Modul in Verbindung steht. Wenn man das schon weiß: Gibt es da Unterschiede für die verschiedenen Regionen des menschlichen Gehirns?

Herr Szentágothai: Diese Frage ist von größter Bedeutung, aber leider nicht leicht zu beantworten. Abgesehen von relativ gut erforschten Verbindungen von der primären Sehrinde (Area 17) nach sekundären (Areae 18 und 19) und sukzessive bis zur fünften Sehsphäre gibt es nur die wertvollen Befunde von Patricia Goldman-Rakic für einige Regionen des Stirnhirns und Verbindungen vom Parietalhirn. Die angewandten Techniken haben aber kaum jemals das Auflösungsvermögen, um Verbindungen einzelner Modulen einzeln verfolgen zu können. Wir wissen lediglich, daß Rindenbezirke von der Größe von etwa 10 Modulen in anderen Rindenbezirken in etwa ähnlich 5 bis 10 diskreten (d. h. nicht überlappenden) Modulen endigen. In Wirklichkeit sind diese diskreten Endigungsgebiete nicht einzelne Modulen, sondern Modulenstreifen, die von der Rindenoberfläche betrachtet der Streifung eines Zebras ähnlich sind. Der Grund hierfür ist, daß Nervenfasern, die aus einem engen Bezirk der Rinde oder eines tieferen Nervenkernes zu einem Rindengebiet ziehen, die Tendenz haben, einem geöffneten Fächer ähnlich auszustrahlen. Die Modulen würden in diesem Bilde den einzelnen Blättern des Fächers entsprechen. – Grob über den Daumen gepeilt, würde ich annehmen, daß jede Module mit etlichen zehn Modulen in anderen Rindengebieten – in beiden Hemisphären zusammen – verbunden sein dürfte.

Auch rein spekulativ betrachtet, muß diese Zahl irgendwo zwischen den zwei Extremen liegen: (1) Ein Modul ist mit nur einem anderen, und (2) jedes Modul der Rinde ist mit jedem anderen verbunden. Es läßt sich geometrisch unschwer beweisen, daß eine Verbindung aller Einheiten mit allen anderen ein Ding der Unmöglichkeit ist, wahrscheinlich auch bei kleinen Gehirnen (Maus), die einige hundert bis tausend Modulen haben dürften. Vollends absurd wäre dieser Gedanke für den Menschen mit seinen zwei Millionen Rindenmodulen.

Dies bezieht sich jedoch ausschließlich auf Fernverbindungen. Über intrakortikale Verbindungen ist jedes Modul mit jedem anderen in einem Umkreis von 3 mm Durchmesser (also jenem des Durchmessers von etwa 10 Modulen) sowohl mittels erregender als auch hemmender Lokalverbindungen „verdrahtet". Diese Verbindungen zeigen aber sehr verschiedene Periodizitäten, d. h. sehr viele Kontakte für etwa 100 Mikron, dann für 100–200 Mikron keine, dann wieder gehäufte Kontakte für etwa 100 Mikron usw. Diese in den letzten Jahren erkannte Periodizität der Häufung von Kontakten ist wahrscheinlich das wichtigste Geheimnis der inneren Verbindungen der Rinde, ohne dessen weitere Aufklärung es wenig Sinn hat, über die wirklichen Leistungen der Hirnrinde zu spekulieren.

Herr Schröder: Ich darf noch etwas zur Plastizität der Nervenzellen fragen. Man weiß ja, daß nach der Durchschneidung eines Nerven die Synapsen sich vom Perikaryon ablösen können und bei der Regeneration vielleicht auch wieder restituiert werden. Weiß man etwas darüber, ob dabei inhibitorische zu exzitatorischen Synapsen modifiziert werden können? Oder ist das von den Neuronen vorgegeben, ob sie exzitatorisch oder inhibitorisch sind?

Herr Szentágothai: Eine Regeneration im Mikrobereich, d. h. eine Ablösung und Degeneration von synaptischen Endigungen und die Besetzung der leergewordenen postsynaptischen Orte durch Endfasern (oder neu hervorsprießende Seitenzweige von diesen) ist experimentell gut dokumentiert. Eine Regeneration auf größere Distanzen – in der Regel eine Substitution eines experimentell oder durch pathologische Prozesse leergelassenen Endigungsgebietes durch zuführende Fasern anderen Ursprungs – ist nur im frühen Jugendstadium (bei der Ratte bis zum 14. Lebenstage) möglich. Da beim Menschen das Gehirn bei der Geburt histologisch wesentlich weniger reif ist als bei den meisten Säugern, würde ich den Zeitpunkt, bis zu dem noch größere Regenerationsmöglichkeiten da sind, viel später, etwa gegen Ende des ersten Lebensjahres ansetzen. Darin liegen für die häufigen perinatalen (während der Geburt erlittenen) Hirnschäden bisher weitgehend unausgenutzte Möglichkeiten einer Rehabilitation der späteren Leistungen des Nervensystems.

Die metabolischen Grundeigenschaften der Nervenzellen sind wahrscheinlich unmittelbar vor ihrer Wanderung an ihre endgültige Stelle, und wesentlich vor dem Auswachsen der ersten Zellfortsätze, durch Expression des betreffenden Gens vorbestimmt. Eine spätere Änderung halte ich für ausgeschlossen. Da aber die Funktion einer Synapse nicht allein durch die Natur des präsynaptischen Überträgerstoffes, sondern auch durch jene des postsynaptischen Rezeptors bestimmt wird (allerdings sind die Rezeptoren wesentlich plastischer und ihre Änderung durchaus im Bereiche des Möglichen), sind gewisse Veränderungen der Funktion nach den eingangs erwähnten Mikro-Regenerationen keineswegs auszuschließen.

Herr Hess: Entscheidend für das Verständnis eines Mechanismus des Erinnerungs- und Lernprozesses ist die Kenntnis der elementaren Gedächtniseinheiten im Gehirn. Vor längerer Zeit hat man Gedächtnisfunktionen mit Molekülen, wie DNA, assoziiert. Später wurde die synaptische Einheit als elementare Gedächtniseinheit postuliert. Schließlich wurde in Analogie zum Immunsystem die Gedächtniseinheit als einzelne Zelle und schließlich als zelluläres Netzwerk, als Moduleinheit, favorisiert. Läßt sich auf der Grundlage der heutigen Experimente eine Entscheidung für die eine oder andere Arbeitshypothese finden? Wesentlich für die strukturelle Grundlage von Gedächtnisfunktionen ist dabei sicher die Frage der strukturellen Stabilität der Module, was auch immer sie im einzelnen mechanistisch bedeutet.

Herr Szentágothai: Ich möchte mich keinesfalls auf die Frage nach dem Mechanismus der Erinnerungs- und Lernprozesse festlegen. Was wir darüber wissen, ist vollkommen ungenügend und – was noch schlechter ist – unzuverlässig. Wie diese mit der strukturellen Stabilität der Modulen zusammenhängen sollte, kann ich allerdings nicht einsehen. Modulen, wie ich sie zu definieren versuchte, enthalten etwa 5000 Nervenzellen. Rechnen wir nur mit 5000 Synapsen pro Zelle, so kommen wir auf fünfundzwanzig Millionen Synapsen. – Nicht alle Nervenzellen eines Moduls werden gleichzeitig aktiviert, sondern in jedem gegebenen Augenblick nur etliche zehn oder etliche hundert. Die Variationen von aktivierten und gehemmten Zellen eines einzigen Moduls gehen deshalb auf schwindelerregende Zahlen. Und dann haben wir die gleichzeitige Aktivität in verschiedenen Modulen und deren mögliche Permutationen noch gar nicht beachtet. – Wenn also Erinnerungs- und Lernvermögen etwas mit der Kombination gleichzeitig oder rasch nacheinander aktivierter (oder gehemmter) Zellen zu tun hätte, so wären im menschlichen Hirn wesentlich mehr Kombinationen für Funktionsabläufe vorhanden, als sie ein Mensch in hundert Jahren seiner Lebenszeit über alle seine Sinnesorgane erfahren und in seinem geistigen Innenleben von innen generierter Impulse je nötig haben könnte. Nicht die Zahl und die mögliche Kombination aktiver Nervenzellen ist also der Engpaß für unser Verständnis des „Wesens des Neuralen", sondern unser Unverständnis dessen, wie das einmal Geschehene festzuhalten und wieder zurückzuspielen möglich ist.

Herr Hess: Ich darf noch eine provokatorische Frage stellen: Ist das Moduldenken nicht zu stark durch unsere heutige Computertechnologie beeinflußt? Ich gebe zu, daß der Modulbegriff sehr praktisch, wenn nicht sogar naiv ist. Meine Kritik an diesem Begriff richtet sich im wesentlichen auf die Tatsache, daß er rein statisch angewandt wird, während doch das Gedächtnis und alle damit verknüpften Phänomene dynamischer Art sind.

Herr Szentágothai: Ihre Frage empfinde ich keinesfalls als provokativ; vielmehr glaube ich am Anfang kurz darauf hingewiesen zu haben, daß wir natürlich immer in den Denkformen unserer Zeit gefangen sind. In der Zeit von Descartes, als es schon Orgeln, Springbrunnen und Wasserleitungen gab (und da man die Nervenfasern damals auf Grund der Beobachtungen von Malpighi als rohrförmige Gebilde ansah; Ventile der Orgeln waren damals im Barockzeitalter gut bekannt) versuchte man sich das nervale Geschehen modellartig nach den hydro- und aerodynamischen Prinzipien vorzustellen. Nach Pascal kam die durch Zahnradgetriebe arbeitende, dann die elektrische Rechenmaschine für Signalverarbeitung und endlich die Computertechnologie: Folglich machten unsere Vorfahren unsere Modelle der Hirnfunktionen danach. Deswegen läge mir nichts ferner, als zu bestreiten, daß sich das modulare Bauprinzip aus der Technik als sehr naheliegend anbietet. Eben um diesem Einwand vorzubeugen, bin ich in meinem Vortrag weniger von den physiologischen Befunden von Hubel und Wiesel, als von dem Entwicklungsvorgang der Nervenzentren, vor allem jenen der Hirnrinde ausgegangen. Die Entwicklungsgeschichte der Nervenzentren würde uns auch ohne Vorkenntnis der heutigen Technologie und der Rindenphysiologie auf die Idee des modularen Baus gebracht haben. Ich stimme mit Ihnen darüber durchaus überein, daß unkritische Verallgemeinerungen dieses Prinzips in mathematischer Neurobiologie und in Psychologie (hier mehr als Analogie) oft zu weit gehen.

Herr Thurm: Es gibt ja auch elektrophysiologisch definierte Kolumnen, wie sie von Hubel und Wiesel entdeckt worden sind, die eine ganz spezifische Funktion erfüllen, zum Beispiel im visuellen Cortex eine bestimmte Kontur aus einem bestimmten Retinabereich wiederzugeben, d. h. zu verarbeiten. Man kann diese Kolumnen also im physiologischen Experiment lokalisieren und kann ihren Durchmesser feststellen.

Gehe ich richtig in der Annahme, daß diese Kolumnen, die man zum Beispiel in der Area 17 findet, kleiner sind, das heißt einen geringeren Durchmesser haben als die Module, die Sie beschrieben haben? Wenn das so ist, ist die weitere Frage: Gibt es eventuell funktionelle Unterschiede zwischen Gruppen physiologischer Kolumnen, deren Gruppen-Durchmesser dem der histologischen Module entsprechen könnte? Oder umgekehrt gefragt: Kennt man irgendwelche physiologischen Unterschiede, die einer histologischen Modulgrenze entsprechen würden?

Herr Szentágothai: Ihre Frage ist vollkommen berechtigt. Allerdings gilt der Einwand in erster Linie für die Sehrinde des Affen. – Auch mir ist sogleich der Unterschied aufgefallen, daß man physiologisch schon in Abständen von 25–30 Mikron klare Änderungen der Reaktionen vorfindet. Dagegen gibt es, abgesehen von der sogenannten Pferdeschwanzzelle – die ich nur kurz in einem der letzten Diagramme gezeigt habe – keine axonale Verzweigung in der Hirnrinde, deren horizontale (tangentiale) Ausbreitung so gering wäre; auch die Dendriten sind viel länger. Es gibt also keine anatomische Struktur, „with any stretch of imagination" (wie man sich englisch ausdrückt; d. h. wie weit man auch seine Einbildungskraft anstrenge), deren Funktion sich unmittelbar auf einem kleineren Durchmesser als 200 bis 300 Mikron begrenzen könnte. Deswegen habe ich auch die Befunde der Physiologen als nur indirekt über die Aktion von Hemmungsneuronen erklärbar gehalten.

Die Rolle der Hemmungsneuronen ist, neben vielem Anderen, daß sie es sind, die die sich weiter ausbreitende Erregung auf die funktionell beobachteten engeren Kolumnen einengen. Hubel und Wiesel sahen die Lösung des Problems in einer sehr raffinierten Konvergenz der spezifischen sensorischen afferenten Fasern. Anatomisch ist ein so feines Funktionsraster, wie man es physiologisch beobachtet, ohne Hemmung undenkbar. Auch mit Einbeziehung des Gegenspiels von Erregungs- und Hemmungsneuronen ist der Endeffekt nicht einfach zu erklären. Mir schwebt dabei immer das Prinzip von Moiré-Mustern vor, die bekannte Erscheinung, daß, wenn zwei (oder mehr) regelmäßige Muster mit einer kleinen Winkelverschiebung übereinandergelegt werden, neue Muster entstehen (bei durchsichtigen Vorhängen alltäglich zu beobachten), deren Kontrastschärfe höher und deren Periodizität anders ist als jene der Originalmuster.

Veröffentlichungen
der Rheinisch-Westfälischen Akademie der Wissenschaften

Neuerscheinungen 1984 bis 1989

Vorträge N
Heft Nr.

NATUR-, INGENIEUR- UND
WIRTSCHAFTSWISSENSCHAFTEN

327	*Hans-Heinrich Stiller, Jülich/Münster*	Das Projekt Spallations-Neutronenquelle
	Klaus Pinkau, Garching	Stand und Aussichten der Kernfusion mit magnetischem Einschluß
328	*Peter Starlinger, Köln*	Transposition: Ein neuer Mechanismus zur Evolution
	Klaus Rajewsky, Köln	Antikörperdiversität und Netzwerkregulation im Immunsystem
329	*Wilfried B. Krätzig, Bochum*	Große Naturzugkühltürme – Bauwerke der Energie- und Umwelttechnik
	Helmut Domke, Aachen	Neue Möglichkeiten in der Konstruktiven Gestaltung von Bauwerken
330	*Volker Ullrich, Konstanz*	Entgiftung von Fremdstoffen im Organismus
331	*Alexander Naumann †, Aachen*	Fluiddynamische, zellphysiologische und biochemische Aspekte der Atherogenese unter Strömungseinflüssen
	Holger Schmid-Schönbein, Aachen	
332	*Klaus Langer, Berlin*	Die Farbe von Mineralen und ihre Aussagefähigkeit für die Kristallchemie
	Tasso Springer, Aachen/Jülich	Diffusionsuntersuchungen mit Hilfe der Neutronenspektroskopie
333	*Wolfgang Priester, Bonn*	Urknall und Evolution des Kosmos – Fortschritte in der Kosmologie
334	*Raoul Dudal, Rom*	Land Resources for the World's Food Production
	Siegfried Batzel, Herten	Der Weltkohlenhandel
335	*Andreas Sievers, Bonn*	Sinneswahrnehmung bei Pflanzen: Graviperzeption
336	*Alain Bensoussan, Paris*	Stochastic Control
	Werner Hildenbrand, Bonn	Über den empirischen Gehalt der neoklassischen ökonomischen Theorie
337	*Jürgen Overbeck, Plön*	Stoffwechselkopplung zwischen Phytoplankton und heterotrophen Gewässerbakterien
	Heinz Bernhardt, Siegburg	Ökologische und technische Aspekte der Phosphoreliminierung in Süßgewässern
338	*Helmut Wolf, Bonn*	Fortschritte der Geodäsie: Satelliten- und terrestrische Methoden mit ihren Möglichkeiten
	Friedel Hoßfeld, Jülich	Parallelrechner – die Architektur für neue Problemdimensionen
339	*Claus Müller, Aachen*	Symmetrie und Ornament (Eine Analyse mathematischer Strukturen der darstellenden Kunst)
		Jahresfeier am 9. Mai 1984
340	*Karl Gertis, Essen*	Energieeinsparung und Solarenergienutzung im Hochbau – Erreichtes und Erreichbares
	Paul A. Mäcke, Aachen	Die Bedeutung der Verkehrsplanung in der Stadtplanung – heute
341	*Werner Müller-Warmuth, Münster*	Einlagerungsverbindungen: Struktur und Dynamik von Gastmolekülen
	Friedrich Seifert, Kiel	Struktur und Eigenschaften magmatischer Schmelzen
342	*Heinz Losse, Münster*	Die Behandlung chronisch Nierenkranker mit Hämodialyse und Nierentransplantation
	Ekkehard Grundmann, Münster	Stufen der Carcinogenese
343	*Otto Kandler, München*	Archaebakterien und Phylogenie
	Achim Trebst, Bochum	Die Topologie der integralen Proteinkomplexe des photosynthetischen Elektronentransportsystems in der Membran
344	*Marianne Baudler, Köln*	Aktuelle Entwicklungstendenzen in der Phosphorchemie
	Ludwig von Bogdandy, Duisburg	Kontrolle von umweltsensitiven Schadstoffen bei der Verarbeitung von Steinkohle
345	*Stefan Hildebrandt, Bonn*	Variationsrechnung heute
346	*3. Akademie-Forum*	Umweltbelastung und Gesellschaft – Luft – Boden – Technik
	Hermann Flohn	Belastung der Atmosphäre – Treibhauseffekt – Klimawandel?
	Dieter H. Ehhalt	Chemische Umwandlungen in der Atmosphäre
	Fritz Führ u. a.	Belastung des Bodens durch lufteingetragene Schadstoffe und das Schicksal organischer Verbindungen im Boden
	Wolfgang Kluxen	Ökologische Moral in einer technischen Kultur
	Franz Josef Dreyhaupt	Tendenzen der Emissionsentwicklung aus stationären Quellen der Luftverunreinigung
	Franz Pischinger	Straßenverkehr und Luftreinhaltung – Stand und Möglichkeiten der Technik

347	Hubert Ziegler, München	Pflanzenphysiologische Aspekte der Waldschäden
	Paul J. Crutzen, Mainz	Globale Aspekte der atmosphärischen Chemie: Natürliche und anthropogene Einflüsse
348	Horst Albach, Bonn	Empirische Theorie der Unternehmensentwicklung
349	Günter Spur, Berlin	Fortgeschrittene Produktionssysteme im Wandel der Arbeitswelt
	Friedrich Eichhorn, Aachen	Industrieroboter in der Schweißtechnik
350	Heinrich Holzner, Wien	Hormonelle Einflüsse bei gynäkologischen Tumoren
351	4. Akademie-Forum	Die Sicherheit technischer Systeme
	Rolf Staufenbiel, Aachen	Die Sicherheit im Luftverkehr
	Ernst Fiala, Wolfsburg	Verkehrssicherheit – Stand und Möglichkeiten
	Niklas Luhmann, Bielefeld	Sicherheit und Risiko aus der Sicht der Sozialwissenschaften
	Otto Pöggeler, Bochum	Die Ethik vor der Zukunftsperspektive
	Axel Lippert, Leverkusen	Sicherheitsfragen in der Chemieindustrie
	Rudolf Schulten, Aachen	Die Sicherheit von nuklearen Systemen
	Reimer Schmidt, Aachen	Juristische und versicherungstechnische Aspekte
352	Sven Effert, Aachen	Neue Wege der Therapie des akuten Herzinfarktes
		Jahresfeier am 7. Mai 1986
353	Alarich Weiss, Darmstadt	Struktur und physikalische Eigenschaften metallorganischer Verbindungen
	Helmut Wenzl, Jülich	Kristallzuchtforschung
354	Hans Helmut Kornhuber, Ulm	Gehirn und geistige Leistung: Plastizität, Übung, Motivation
	Hubert Markl, Konstanz	Soziale Systeme als kognitive Systeme
355	Max Georg Huber, Bonn	Quarks – der Stoff aus dem Atomkerne aufgebaut sind?
	Fritz G. Parak, Münster	Dynamische Vorgänge in Proteinen
356	Walter Eversheim, Aachen	Neue Technologien – Konsequenzen für Wirtschaft, Gesellschaft und Bildungssystem –
357	Bruno S. Frey, Zürich	Politische und soziale Einflüsse auf das Wirtschaftsleben
	Heinz König, Mannheim	Ursachen der Arbeitslosigkeit: zu hohe Reallöhne oder Nachfragemangel?
358	Klaus Hahlbrock, Köln	Programmierter Zelltod bei der Abwehr von Pflanzen gegen Krankheitserreger
359	Wolfgang Kundt, Bonn	Kosmische Überschallstrahlen
	Theo Mayer-Kuckuk, Bonn	Das Kühler-Synchrotron COSY und seine physikalischen Perspektiven
360	Frederick H. Epstein, Zürich	Gesundheitliche Risikofaktoren in der modernen Welt
	Günther O. Schenck, Mülheim/Ruhr	Zur Beteiligung photochemischer Prozesse an den photodynamischen Lichtkrankheiten der Pflanzen und Bäume („Waldsterben")
361	Siegfried Batzel, Herten	Die Nutzung von Kohlelagerstätten, die sich den bekannten bergmännischen Gewinnungsverfahren verschließen
		Jahresfeier am 11. Mai 1988
362	Erich Sackmann, München	Biomembranen: Physikalische Prinzipien der Selbstorganisation und Funktion als integrierte Systeme zur Signalerkennung, -verstärkung und -übertragung auf molekularer Ebene
	Kurt Schaffner, Mülheim/Ruhr	Zur Photophysik und Photochemie von Phytochrom, einem photomorphogenetischen Regler in grünen Pflanzen
363	Klaus Knizia, Dortmund	Energieversorgung im Spannungsfeld zwischen Utopie und Realität
	Gerd H. Wolf, Jülich	Fusionsforschung in der Europäischen Gemeinschaft
364	Hans Ludwig Jessberger, Bochum	Geotechnische Aufgaben der Deponietechnik und der Altlastensanierung
	Egon Krause, Aachen	Numerische Strömungssimulation
365	Dieter Stöffler, Münster	Geologie der terrestrischen Planeten und Monde
	Hans Volker Klapdor, Heidelberg	Der Beta-Zerfall der Atomkerne und das Alter des Universums
366	Horst Uwe Keller, Katlenburg-Lindau	Das neue Bild des Planeten Halley – Ergebnisse der Raummissionen
	Ulf von Zahn, Bonn	Wetter in der oberen Atmosphäre (50 bis 120 km Höhe)
367	Jozef S. Schell, Köln	Fundamentales Wissen über Struktur und Funktion von Pflanzengenen eröffnet neue Möglichkeiten in der Pflanzenzüchtung
368	Frank H. Hahn, Cambridge	Aspects of Monetary Theory
370	Friedrich Hirzebruch, Bonn	Codierungstheorie und ihre Beziehung zu Geometrie und Zahlentheorie
	Don Zagier, Bonn	Primzahlen: Theorie und Anwendung
371	Hartwig Höcker, Aachen	Architektur von Makromolekülen
372	János Szentágothai, Budapest	Modulare Organisation nervöser Zentralorgane, vor allem der Hirnrinde
373	Rolf Staufenbiel, Aachen	Transportsysteme der Raumfahrt
	Peter R. Sahm, Aachen	Werkstoffwissenschaften unter Schwerelosigkeit
374	Karl-Heinz Büchel, Leverkusen	Die Bedeutung der Produktinnovation in der Chemie am Beispiel der Azol-Antimykotika und -Fungizide

ABHANDLUNGEN

Band Nr.

54	Richard Glasser, Neustadt a. d. Weinstr.	Über den Begriff des Oberflächlichen in der Romania
55	Elmar Edel, Bonn	Die Felsgräbernekropole der Qubbet el Hawa bei Assuan. II. Abteilung: Die althieratischen Topfaufschriften aus den Grabungsjahren 1972 und 1973
56	Harald von Petrikovits, Bonn	Die Innenbauten römischer Legionslager während der Prinzipatszeit
57	Harm P. Westermann u. a., Bielefeld	Einstufige Juristenausbildung. Kolloquium über die Entwicklung und Erprobung des Modells im Land Nordrhein-Westfalen
58	Herbert Hesmer, Bonn	Leben und Werk von Dietrich Brandis (1824–1907) – Begründer der tropischen Forstwirtschaft. Förderer der forstlichen Entwicklung in den USA. Botaniker und Ökologe
59	Michael Weiers, Bonn	Schriftliche Quellen in Moġolī, 2. Teil: Bearbeitung der Texte
60	Reiner Haussherr, Bonn	Rembrandts Jacobssegen. Überlegungen zur Deutung des Gemäldes in der Kasseler Galerie
61	Heinrich Lausberg, Münster	Der Hymnus ›Ave maris stella‹
62	Michael Weiers, Bonn	Schriftliche Quellen in Moġolī, 3. Teil: Poesie der Mogholen
63	Werner H. Hauss, Münster / Robert W. Wissler, Chicago, / Rolf Lehmann, Münster	International Symposium 'State of Prevention and Therapy in Human Arteriosclerosis and in Animal Models'
64	Heinrich Lausberg, Münster	Der Hymnus ›Veni Creator Spiritus‹
65	Nikolaus Himmelmann, Bonn	Über Hirten-Genre in der antiken Kunst
66	Elmar Edel, Bonn	Die Felsgräbernekropole der Qubbet el Hawa bei Assuan. Paläographie der althieratischen Gefäßaufschriften aus den Grabungsjahren 1960 bis 1973
67	Elmar Edel, Bonn	Hieroglyphische Inschriften des Alten Reiches
68	Wolfgang Ehrhardt, Athen	Das Akademische Kunstmuseum der Universität Bonn unter der Direktion von Friedrich Gottlieb Welcker und Otto Jahn
69	Walther Heissig, Bonn	Geser-Studien. Untersuchungen zu den Erzählstoffen in den „neuen" Kapiteln des mongolischen Geser-Zyklus
70	Werner H. Hauss, Münster / Robert W. Wissler, Chicago	Second Münster International Arteriosclerosis Symposium: Clinical Implications of Recent Research Results in Arteriosclerosis
71	Elmar Edel, Bonn	Die Inschriften der Grabfronten der Siut-Gräber in Mittelägypten aus der Herakleopolitenzeit
72	(Sammelband)	Studien zur Ethnogenese
	Wilhelm E. Mühlmann	Ethnogonie und Ethnogenese
	Walter Heissig	Ethnische Gruppenbildung in Zentralasien im Licht mündlicher und schriftlicher Überlieferung
	Karl J. Narr	Kulturelle Vereinheitlichung und sprachliche Zersplitterung: Ein Beispiel aus dem Südwesten der Vereinigten Staaten
	Harald von Petrikovits	Fragen der Ethnogenese aus der Sicht der römischen Archäologie
	Jürgen Untermann	Ursprache und historische Realität. Der Beitrag der Indogermanistik zu Fragen der Ethnogenese
	Ernst Risch	Die Ausbildung des Griechischen im 2. Jahrtausend v. Chr.
	Werner Conze	Ethnogenese und Nationsbildung – Ostmitteleuropa als Beispiel
73	Nikolaus Himmelmann, Bonn	Ideale Nacktheit
74	Alf Önnerfors, Köln	Willem Jordaens, Conflictus virtutum et viciorum. Mit Einleitung und Kommentar
75	Herbert Lepper, Aachen	Die Einheit der Wissenschaften: Der gescheiterte Versuch der Gründung einer „Rheinisch-Westfälischen Akademie der Wissenschaften" in den Jahren 1907 bis 1910
76	Werner H. Hauss, Münster / Robert W. Wissler, Chicago / Jörg Grünwald, Münster	Fourth Münster International Arteriosclerosis Symposium: Recent Advances in Arteriosclerosis Research
78	(Sammelband)	Studien zur Ethnogenese, Band 2
	Rüdiger Schott	Die Ethnogenese von Völkern in Afrika
	Siegfried Herrmann	Israels Frühgeschichte im Spannungsfeld neuer Hypothesen
	Jaroslav Šašel	Der Ostalpenbereich zwischen 550 und 650 n. Chr.
	András Róna-Tas	Ethnogenese und Staatsgründung. Die türkische Komponente bei der Ethnogenese des Ungartums

Register zu den Bänden 1 (Abh 72) und 2 (Abh 78)

Sonderreihe PAPYROLOGICA COLONIENSIA

Vol. I
Aloys Kehl, Köln   Der Psalmenkommentar von Tura, Quaternio IX

Vol. II
Erich Lüddeckens, Würzburg,   Demotische und Koptische Texte
P. Angelicus Kropp O. P., Klausen,
Alfred Hermann und Manfred Weber, Köln

Vol. III
Stephanie West, Oxford   The Ptolemaic Papyri of Homer

Vol. IV
Ursula Hagedorn und Dieter Hagedorn, Köln,   Das Archiv des Petaus (P. Petaus)
Louise C. Youtie und Herbert C. Youtie, Ann Arbor

Vol. V
Angelo Geißen, Köln   Katalog Alexandrinischer Kaisermünzen der Sammlung des Instituts für Alter-
Wolfram Weiser, Köln   tumskunde der Universität zu Köln
     Band 1: Augustus-Trajan (Nr. 1–740)
     Band 2: Hadrian-Antoninus Pius (Nr. 741–1994)
     Band 3: Marc Aurel-Gallienus (Nr. 1995–3014)
     Band 4: Claudius Gothicus–Domitius Domitianus, Gau-Prägungen, Anonyme
     Prägungen, Nachträge, Imitationen, Bleimünzen (Nr. 3015–3627)
     Band 5: Indices zu den Bänden 1 bis 4

Vol. VI
J. David Thomas, Durham   The epistrategos in Ptolemaic and Roman Egypt
     Part 1: The Ptolemaic epistrategos
     Part 2: The Roman epistrategos

Vol. VII   Kölner Papyri (P. Köln)
Bärbel Kramer und Robert Hübner (Bearb.), Köln   Band 1
Bärbel Kramer und Dieter Hagedorn (Bearb.), Köln   Band 2
Bärbel Kramer, Michael Erler, Dieter Hagedorn   Band 3
und Robert Hübner (Bearb.), Köln
Bärbel Kramer, Cornelia Römer   Band 4
und Dieter Hagedorn (Bearb.), Köln
Michael Gronewald, Klaus Maresch   Band 5
und Wolfgang Schäfer (Bearb.), Köln
Michael Gronewald, Bärbel Kramer, Klaus Maresch,   Band 6
Maryline Parca und Cornelia Römer (Bearb.)

Vol. VIII
Sayed Omar (Bearb.), Kairo   Das Archiv des Soterichos (P. Soterichos)

Vol. IX   Kölner ägyptische Papyri (P. Köln ägypt.)
Dieter Kurth, Heinz-Josef Thissen und   Band 1
Manfred Weber (Bearb.), Köln

Vol. X
Jeffrey S. Rusten, Cambridge, Mass.   Dionysius Scytobrachion

Vol. XI
Wolfram Weiser, Köln   Katalog der Bithynischen Münzen der Sammlung des Instituts für Altertums-
     kunde der Universität zu Köln
     Band 1: Nikaia. Mit einer Untersuchung der Prägesysteme und Gegenstempel

Vol. XII
Colette Sirat, Paris u. a.   La *Ketouba* de Cologne. Un contrat de mariage juif à Antinoopolis

Vol. XIII
Peter Frisch, Köln   Zehn agonistische Papyri

Vol. XIV
Ludwig Koenen, Ann Arbor   Der Kölner Mani-Kodex.
Cornelia Römer (Bearb.), Köln   Über das Werden seines Leibes. Kritische Edition mit Übersetzung.

GPSR Compliance
The European Union's (EU) General Product Safety Regulation (GPSR) is a set of rules that requires consumer products to be safe and our obligations to ensure this.

If you have any concerns about our products, you can contact us on

ProductSafety@springernature.com

In case Publisher is established outside the EU, the EU authorized representative is:

Springer Nature Customer Service Center GmbH
Europaplatz 3
69115 Heidelberg, Germany